Saarländisches Künstlerhaus
Künstlerhaus Bethanien
Galerie Martin Schmitz

Heinz Emigholz
Seit Freud gesagt hat, der Künstler heile seine Neurose selbst, heilen die Künstler ihre Neurosen selbst

Texte
von
Laurens Straub
Hanns Zischler
Frieda Grafe
Bernd Skupin

Katalogbuch zu den Ausstellungen

Seit Freud gesagt hat, der Künstler heile seine Neurose selbst, heilen die Künstler ihre Neurosen selbst
Saarländisches Künstlerhaus
Karlstr. 1, 66111 Saarbrücken
Tel. 0681/ 37 24 85, Fax 39 73 28
28. November 1993 bis 9. Januar 1994

Photographie und jenseits
Künstlerhaus Bethanien
Mariannenplatz 2, 10997 Berlin
Tel. 030/ 616 90 30, Fax 616 903 30
3. bis 20. September 1992

Neue Zeichnungen
Galerie Martin Schmitz
Pferdemarkt 1a, 34117 Kassel
Tel. 0561/ 182 92, Fax 71 30 41
21. Januar bis 28. Februar 1994

Herausgeber: Martin Buchhorn, Heike Dander,
Dr. Michael Haerdter, Martin Schmitz
Layout: Rolf Schepelmann/ Lithos: eps GmbH, Kassel
Druck: Grafische Werkstatt seit 1980 GmbH, Kassel

Dank an die Autoren, Photographen, Silke Grossmann,
Claus-Wilhelm Klinker und Pym Films

Die Deutsche Bibliothek - CIP-Einheitsaufnahme
Seit Freud gesagt hat, der Künstler heile seine Neurose selbst, heilen die Künstler ihre Neurosen selbst / Heinz Emigholz
Kassel: Schmitz, 1993
ISBN 3-927795-11-9
NE: Emigholz, Heinz

Künstlerhaus Bethanien
ISBN 3-923479-87-5

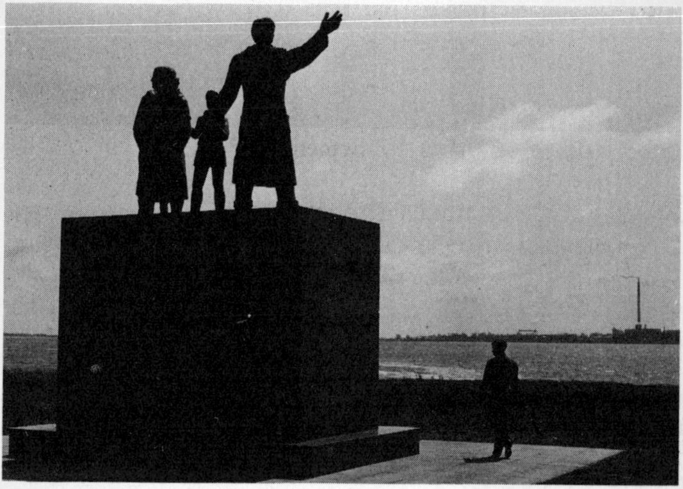

Laurens Straub

Tagebuch

Paris, 15. September 93

Ist es nicht merkwürdig, daß Achternbusch, Kristl, Kuhn und Emigholz etwas gemein haben, das nur mit einem englischen Wort gesagt werden kann. Sie sind Entertainer, vom Typus stand-up-comedian, Alleinunterhalter: Im Deutschen sind das Leute, die andere nicht zu Wort kommen lassen. Im Englischen sind es Leute, die die Chuzpe haben, sich vor Hunderten von Leuten hinzustellen, und dann überleben müssen. Der Entertainer ist nie ein Sieger, er ist ein Untergehender, der in letzter Minute von der Gnade der Zuschauer gerettet wird.

Während Herbert und Vlado Vaudeville-Traditionen angedichtet werden können – (Herbert riecht nach Wirtshäusern, Vlado nach Brandstiftung) –, ist bei Kuhn der Zivilisationsstand Ironie erreicht. Tja, und Heinz: ER ist mir ein Rätsel. Ich sehe ihn als Volksschauspieler in billigen Melodramen, die durch seinen unerbittlichen Ernst einen unerwarteten Reichtum bekommen.

(Das Thema hier ist zweifellos Kitsch und Pathos, die bei Emigholz mikroskopisch erforscht und in einem weiteren Labor vergrößert werden und dann als Geste – wie ein eingefrorener Moment – zu besichtigen sind.)

1

Jeder Versuch, über Emigholz umfassend zu reden, ist zum Scheitern verurteilt. Das hat mit seiner Intelligenz zu tun, die in gewisser Weise furchterregend ist.

Ich will es über den Einfallswinkel seines Humors dennoch versuchen. Wenn etwa Buster Keaton Maler wäre, würde dabei, so wette ich, etwas sehr Strenges, Karges, beinahe Mathematisches herauskommen.

„Viele Leute", sagte Heinz kürzlich, „wollen gern glauben, daß Kunst etwas Warmes sei. Das Gegenteil ist der Fall."

Ich kann von ihm sagen, daß seine Arbeit von großer Entschiedenheit und Zähigkeit ist. Niemals wird die Beute fallengelassen. Bis zum bitteren Ende wird alles verfolgt. Er könnte also sehr wohl auch ein Meisterdetektiv sein. Ein schmächtiger, eher kleinbürgerlich wirkender Hauptkommissar auf der Jagd nach ganz großen Gangstern.

Die Kunst ist voller Gangster, Betrüger, Verführer, Mafiosi, Taschendiebe, Vergewaltiger, Fälscher usw. Sie müssen zur Strecke gebracht und dann liebevoll eingerahmt werden. Zur Strafe landen alle im Museum. Die beredte Sprache dafür ist der Comic. Detailarm und überdeutlich. Schwarz und Weiß. Es sind die Protokolle des Hauptkommissars.

Das Museum als endgültiger Knast: darüber ist lange und schon immer geredet worden. Doch bleibt den Herren, die jetzt Gegenstand meiner Gedanken sind, eine weitere unangenehme Gemeinsamkeit. Ihre Künste, ihre Schaustücke, ihre Tricks werden in der professionellen Kunstszene weitaus mehr akzeptiert, bewundert, katalogisiert und subventioniert, als daß ihnen die gerechte Liebe des Volkes entgegenschlüge. Niemand ist komischer als Herbert Achternbusch, niemand anrührender als Heinz Emigholz. Was gibt dem Volk der Schaubudenbesucher das Recht, sie nicht zu ihren Helden zu erklären?

„Ich verstehe die Filme von Heinz Emigholz nicht, sie sind so kalt, so berechnend. Ich komme mir vor wie in einem Architekturseminar.“ So und ähnlich habe ich es gehört. Ich fremdele, die Filme sind voll entrückter Fremdheiten.

Wie bei Achternbusch spielt bei Heinz Emigholz der Stummfilm, also der Bilderfilm, der ungebrochen an seine Erzählkraft glaubt, eine große Rolle. Wir sehen Fische in einem Netz zappeln. Und verfolgen das Gezappel, bis sich uns der Magen umdreht. Das ist der kurze Inhalt seiner langen Filme. Sehr zu empfehlen.

Jeder weiß, daß die Volkshelden sich in der Liebe ihres Volkes irren. Es nützt nichts, vom Volk geliebt zu werden: nicht der Kunst, nur der Bank. Der Mangel, der ein erkannter Liebesmangel ist, muß nun einmal ausgehalten werden.

So kommen wir jetzt zum Hauptgang. Nichts interessiert mich mehr, als jene geheimnisvollen Kisten mit den Jahresproduktionen an Skizzen, Notaten, Bildeindrücken, Klatsch und Philosophie, in denen das ganze Kreuz der Sinne, alle Rudimente enthalten sind: der Schwachsinn wie der Geistesblitz. Hunderte von kleinen sachlichen Heftchen, in kleiner gestochen scharfer Schrift, Tagesproduktion, Jahresproduktion, Jahrzehntearbeit. Hier ist der Künstler allein, sein Publikum post mortem. In dem Totenbuch des Emigholz zu lesen, zu schnüffeln, zu riechen – das wär's gewesen. Doch leider sind die Dinger hinter Glas und die Willkür und des Künstlers Aggression halten stets nur eine Seite aufgeschlagen. Was soll daran gut sein. Es gibt eben Zeugnisse, die uns verborgen bleiben. Wir können sie nur mit Gewalt öffnen. Mehr als einmal träumte ich davon. Und dann macht es mich an. Mich veröffentlichen und mich verheimlichen, als paradoxes Manifest einer unleserlichen Wirklichkeit. Großartig, ich schreibe Heft für Heft und vernichte es auf der Stelle, erregend. Eine Kunst, die sich realisiert und entzieht. Geheimnis. Rätsel.

2

Da es Paris ist, noch eine Zugabe. Ich habe es bisher vermieden, auf Heinz Emigholz wirklich einzugehen. Also, noch ein Versuch avec etwas Reflektion.

Der Gegenstand, der mich mit Dir verbindet, Heinz, ist der Kitsch. Das Herumgestochere in dem sauren Sujet bringt eben doch noch etwas mehr zutage als Gestik, Pathos und verräterische Augenblicke. Ihr harter Kern ist das schleimige Ding namens Sehnsucht. Wie die Regeln der Kunst auf etwas anwenden, das jenseits davon vegetiert? Je mehr Kunstsicherheit auftritt, desto schleimiger entzieht sich der Sehnsuchtskern, der sich an keiner Zeit festmacht, weder Mahlzeit, Schreibzeit, eher noch Filmzeit, wenn alle Stricke reißen. Wie könnten Wir/Du/Ich glücklich sein, wenn wir nur bloß zeichnen dürften, ganz im Sinne von leben lassen und einlassen. Nun stehen wir da mit unserer Sehnsucht, tja, nach was. Musik, die Sprache, die für sich selbst spricht – das war einmal. Die Dinge treiben, gehen ihren Gang. Wie ich den Spaziergang durchs verwaiste Bremerhaven genossen habe. Der wunderbar kostenlose Spaziergang in die Welt der Arbeit: Fischfang, Schlachten, Transportieren, Verkaufen, das rauhe Klima des Mitsubishi-Containerhafens: ehrlich, nackt und gemein. Warum bloß können wir kein Teil davon sein. Wir müssen draußen bleiben. Der merkwürdige Fluch der Kunst des Draußenbleibens, in den wir scheinbar unauflöslich verstrickt sind. Wir könnten hineingehen. Du kannst es. Ich applaudiere.

Ich hoffe sehr, daß Du endlich *Fluß ohne Ufer* filmen kannst, wo diese elende Frage Ich, ein anderer oder endlich Kunst oder was der Gegenstand ist, und so fällt mir jetzt endlich der Titel zu diesem Stück ein: Flucht aus der Kunst – eine Ausstellung.

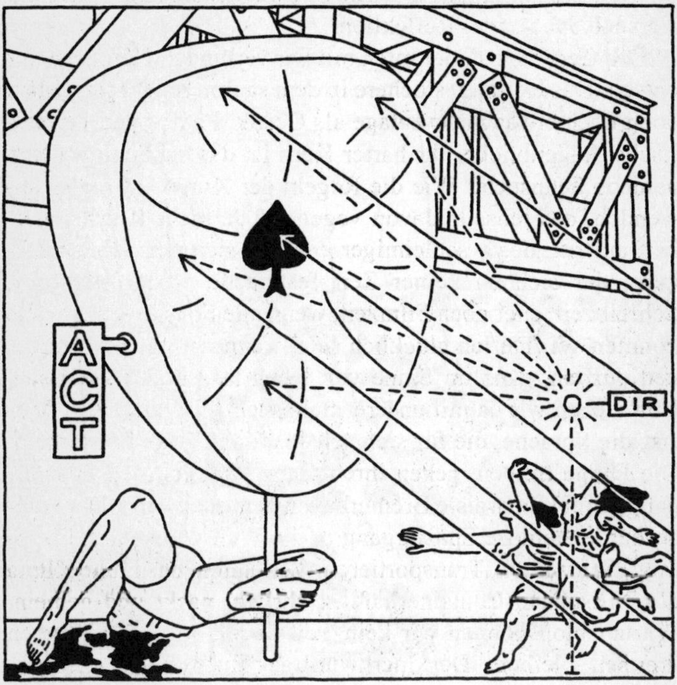

Enttäuschte Projektionen,
projizierte Enttäuschungen

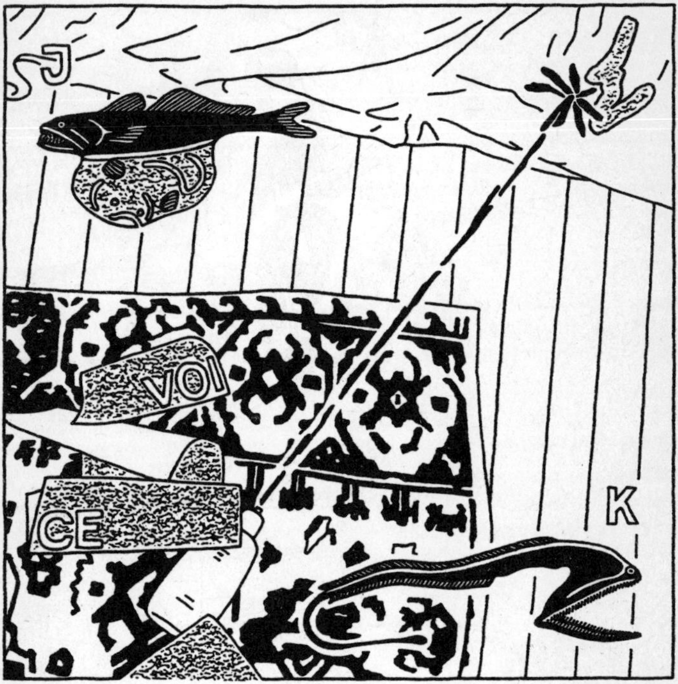
J
VOI
CE
K

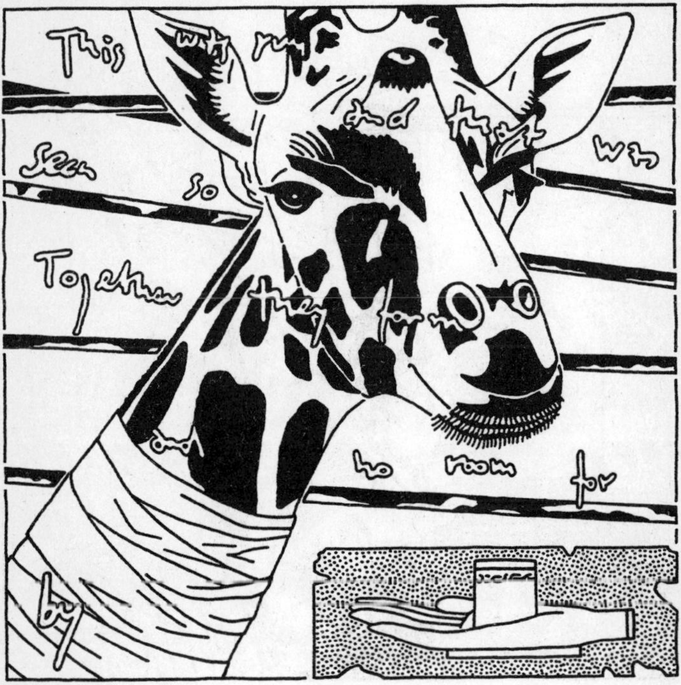
This
and that
was
seen
so
Together
they form
and
no room for
by

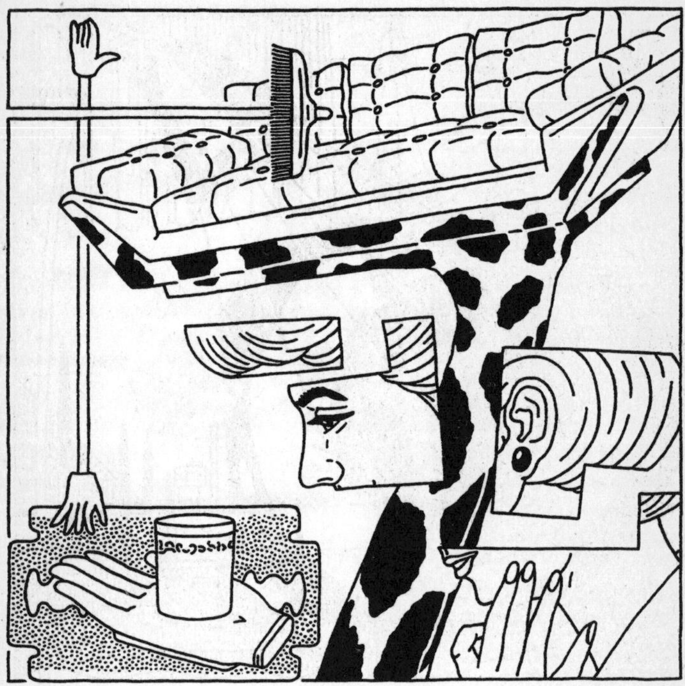

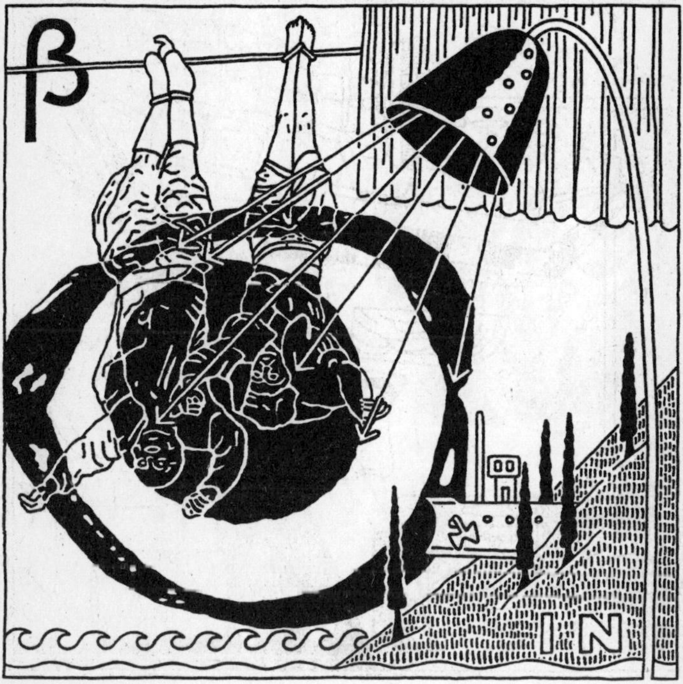
β
IN

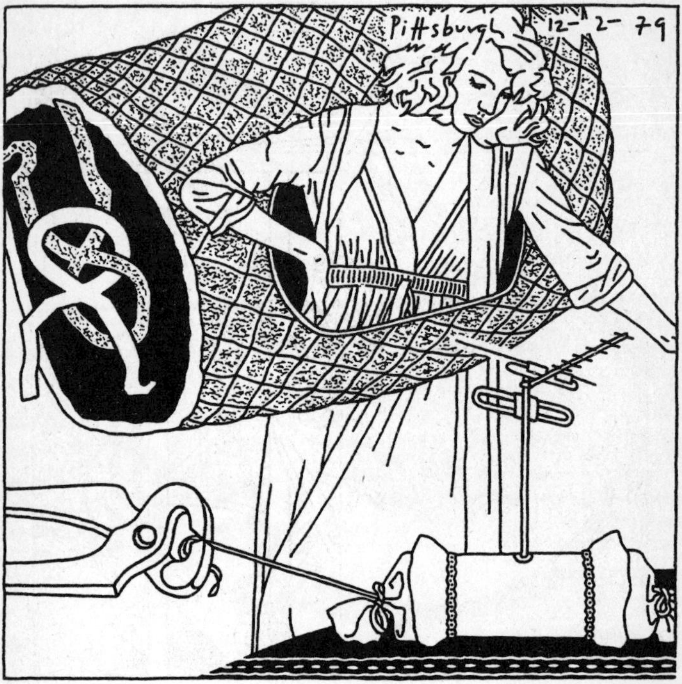
Pittsburgh 12-2-79

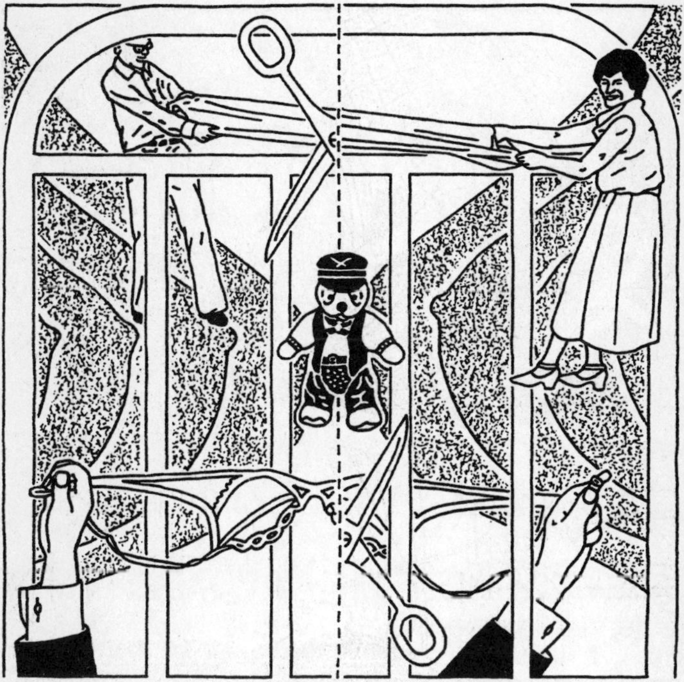

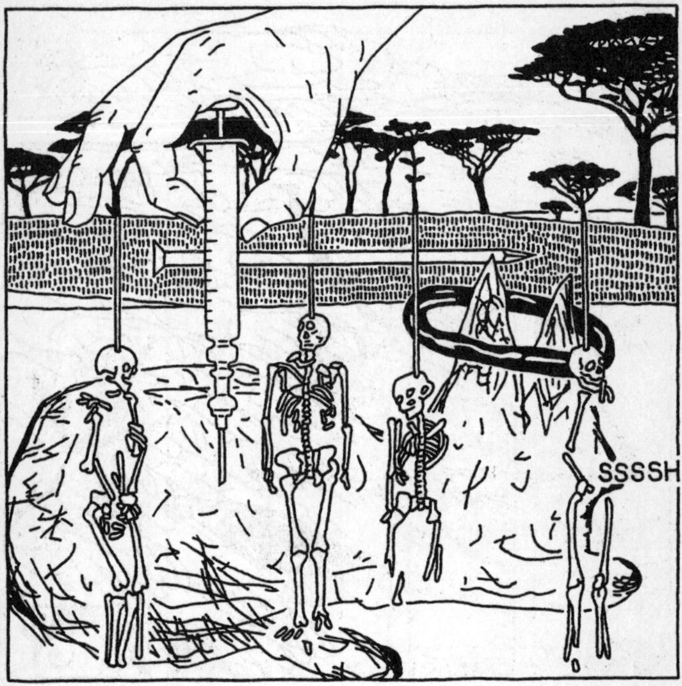
SSSSH

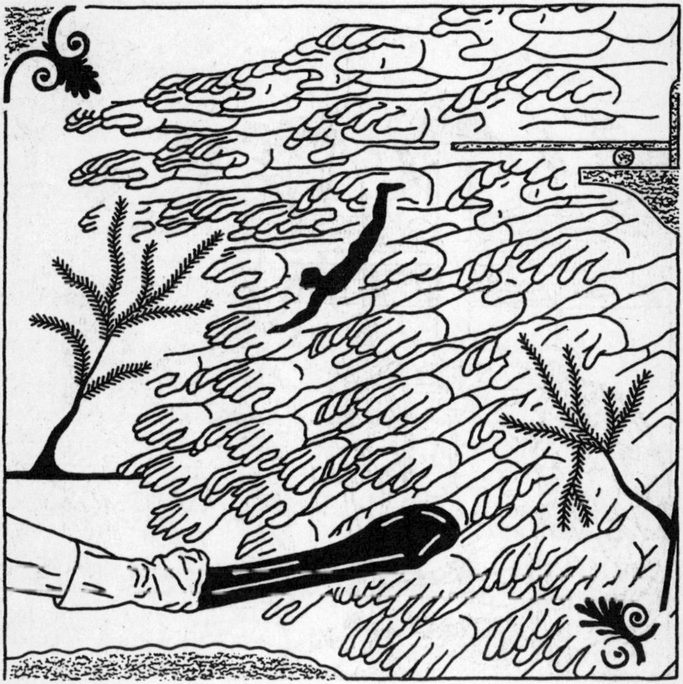

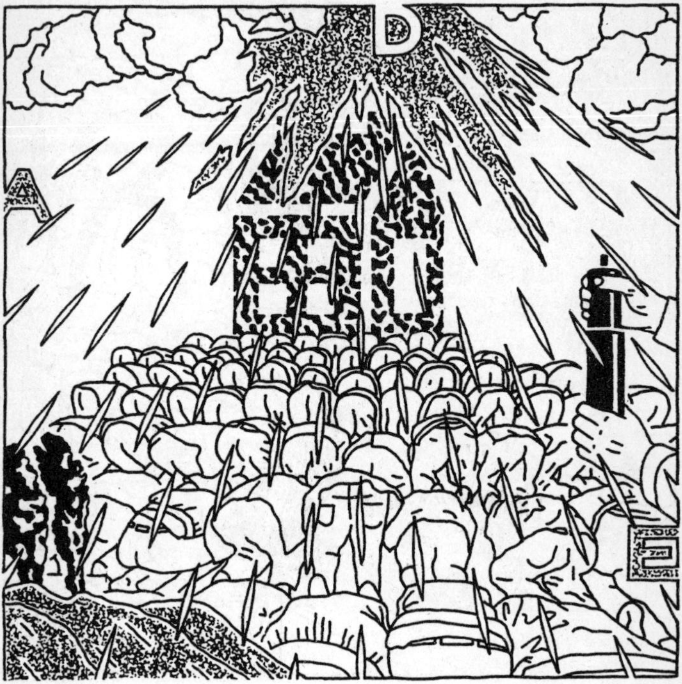

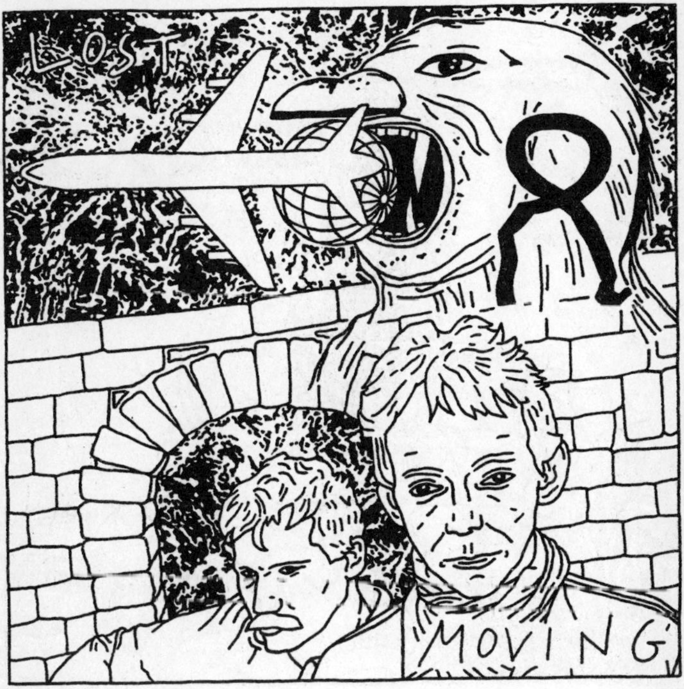
LOST
MOVING

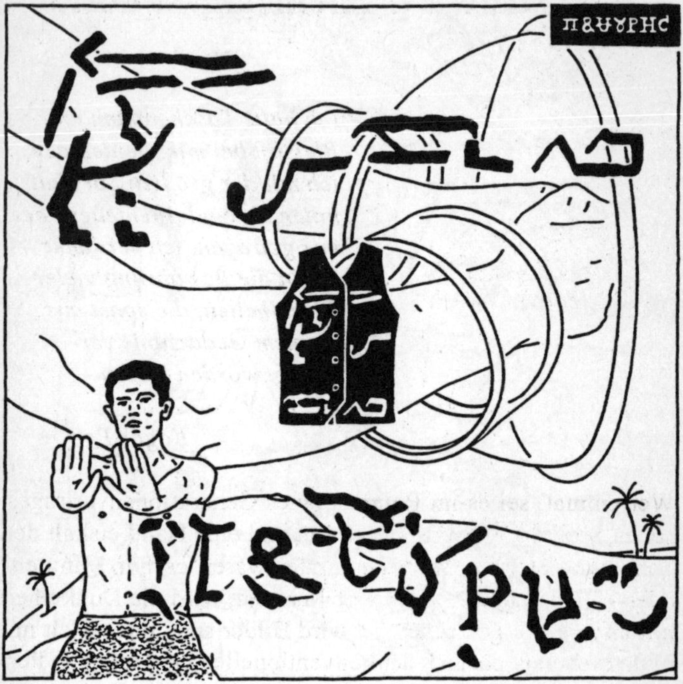

Hanns Zischler

The Drown'd Phenician Sailor...

Ich hatte Taschenbuch und Bleistift bei mir; beide habe ich mit der größten Sorgfalt unter tausend Abenteuern bei mir getragen, ich verdanke ihnen die Bewahrung vieler Einzelheiten, die sonst aus meinem Gedächtnis verdrängt worden wären.

Edgar Poe

Wer einmal, sei es im Rahmen eines Generationenvertrages, sei es, weil die Tür ins Schloß fiel und eine Hand eiskalt den Schlüssel fortwarf, Stunden – oder waren es nur Minuten? oder---? – in einem Keller verbracht hat, wird die Dunkelheit mit anderen Augen sehen. Er wird Bilder aus dieser Welt mit hinaufnehmen, die sich der konventionellen Darlegung in Perspektiven oder der handelsüblichen Zerlegung in Farben entziehen. Ein Schleier, fast opak, hat sich vor die Netzhaut gelegt, und was durch diesen Schleier fortan hindurchdringt, bleibt entstellt und untauglich für den Persilschein der Kunstkritik.

Wer einmal seine Zeit in einem Keller verbracht hat, wird Arthur Gordon Pym – The Narrative of Arthur Gordon Pym of Nantucket – mit anderen Augen lesen.

(Ich sage das nicht im Brustton der Überzeugung. Mir fehlt dafür das erforderliche pneuma.)

Die Bilder von Uriel Birnbaum und von Heinz Emigholz kommen aus dieser, – aus jener Welt.

In diesem Gedanken öffnete er ein wenig die untere Luke, um bei seiner Rückkehr nicht mehr Aufenthalt als nötig zu haben. Kaum hatte er das getan, als Tiger in die schmale Öffnung sprang, eifrig schnüffelte, dann ein langgedehntes Winseln hören ließ und angeregt mit den Pfoten daran kratzte. Offenbar ahnte, wußte er, daß ich mich im Kielraum befand, und Augustus hielt es für möglich, daß er sich bis zu mir durchdrängen würde. Jetzt kam er [Augustus] auf den Einfall, den Brief zu schreiben, ich sollte ja um keinen Preis selbständig einen Versuch meiner Befreiung unternehmen... Die Folge zeigte, wie glücklich dieser Einfall war; denn ohne Brief wäre ich gewiß auf irgendeinen verzweifelten Ausweg verfallen... Wie sollte er sich das zum Schreiben Nötige verschaffen? Aus einem alten Zahnstocher wurde bald eine Feder; der schrieb nur nach dem Gefühl, denn im Zwischendeck war's pechschwarz. Papier bot das rückwärtige Blatt eines Briefes... Er schnitt sich dann in den Finger, gerade überm Nagel, wo das Blut reichlich hervorzuquellen pflegt. Das war seine Tinte, und jetzt schrieb er im Dunkeln, so gut es ging, jene Mitteilung an mich... Die Schlußworte lauteten: ,,Ich schrieb dies mit meinem Blut. Wenn Dir Dein Leben lieb ist, bleib still liegen." ... Der Papierstreifen wurde am Hund befestigt; der sprang durch die Luke.

Edgar Poe

Die Hand von Emigholz, und was sie uns überliefert.

Diese Hand ist schon beschrieben. Man braucht es nur hervorzuholen und nachzulesen.

Erster Entwurf einer Hand

Die Hand ist eines der Tiere des Menschen; oft das letzte, was sich noch rührt.

Manchmal verletzt, zieht wie ein steif gewordenes Glied einen beringten Stift übers Papier, der darauf seine Spur hinterläßt. Am Ende ihrer Kräfte hält sie inne.

Zerknüllt dann das Laken oder zerknittert das Papier, wie ein Vogel, der verkrampft im Staub verendet, – und lockert schließlich den Griff.

Sie ist ein Blatt, doch ein schreckliches, trächtig und fleischig. Die einsame Palme und *die Palmkrabbe. Seht, wie die Rechte hier über die Seite eilt.*

Der am besten gegliederte Teil des Körpers.

Bis zu den Armen steckt im Menschen ein Ochse. Dann, von den Handgelenken ab – wo die Gliederung sich verzweigt – zwei Krabben.

Francis Ponge

Wie die Rechte hier über die Seite eilt.

Zum letzten Mal Linearität!

Wer hat den phönizischen Schreiber geheißen, am Ende der Zeile die Feder nicht zu wenden wie der Bauer den ochsenbespannten Pflug? Und stattdessen zurückzuspringen zum leeren linken Rand? Man stelle sich einen Augenblick vor, wie seltsam die Bewegung der rechts- und linksläufigen Wörter, der rechtsläufigen gegen die linksläufigen beschaffen war! Das springt und zuckt, der Blick verheddert und verläuft sich...

Bekanntlich entstehen ja Satzfehler nicht durch die Hand des Setzers. Die Buchstaben selbst haben sich eine Beweglichkeit und ungestüme Spannung bewahrt – heißen sie doch bewegliche Lettern –, daß immer dann, wenn es Nacht wird im Buch, wenn der Buchsarg zugeklappt wird und der Text in den Keller rutscht, ihr verborgenes, wimmelndes Leben anfängt. Unbeschreibliche Kopulationen finden im Dunkeln statt. Und wer das Buch zur Unzeit aufschlägt, wird, weil eben nicht alle beweglichen Lettern wieder an ihrem Platz sind – bei all diesen Ausschweifungen – mit dem Setzfehler bestraft.

Ich schweife ab.

Oder haben Sie erwartet – habe ich vermutet, Sie würden erwarten? – , ich wolle Ihnen etwas über den notorischen Verleumder des Erzählkinos vortragen? Über H. E., den HE-Man der marginalen Filmkultur? Dessen Filme so selten an die Öffentlichkeit gelangen, daß man beinahe vermuten könnte, hier habe einer absichtsvoll Kassiber und Schibboleth zu einem neuen Genre montiert.

Zum letzten Mal Erzählkino!

Während Brod ein Auto holt, sagt sie zu mir in der Bahnhofsarkade, und sie nimmt mich dabei am Arm: „Bitte verhindern Sie diese Fahrt. Ich darf nicht mit. Ihr Freund ist so verrückt!“... Wir steigen ein, mir ist das Ganze peinlich, es erinnert mich genau an das Kinematographenstück „Die weiße Sklavin“, in dem die unschuldige Heldin gleich am Bahnhofsausgang im Dunkel von fremden Männern in ein Automobil gedrängt und weggeführt wird... Da der große Schirm des Autos uns die Aussicht nimmt, sehn wir eigentlich von allen Gebäuden nur den ersten Stock zur Not. Es ist Nacht. Perspektiven einer Kellerwohnung. Der Chauffeur, von uns aufgefordert, ruft die Namen der unsichtbaren Sehenswürdigkeiten aus. Die Pneumatiks rauschen auf dem Asphalt wie der Apparat im Kinematographen. Wieder diese „weiße Sklavin“. Diese leeren langen gewaschenen Gassen. Das Deutlichste sind mir die unverhängten großen Fenster des Restaurants „Vier Jahreszeiten“, dessen Name uns als des elegantesten irgendwie bekannt war. Verbeugung der livrierten Kellner vor einer Tischgesellschaft.

Ich weiß nicht, wieso das kommt: ich erkenne nichts wieder, obwohl ich doch schon mehrmals in München war. So sind wir wie eine daraufhin ausgerechnete Feder in genau zwanzig Minuten durch die Stadt geschnurrt, nach dem Taxameter.

Franz Kafka

Wenn es einer Begründung bedarf, warum Heinz Emigholz weiterpesten soll gegen das Erzählkino – und natürlich bedarf es einer solchen Begründung nicht! – dann hat sie heute morgen Jeremy Irons geliefert:

Kafkas Leben als Film mit Jeremy Irons

S. K. Hamburg

Franz Kafkas Leben wurde verfilmt. Der Dichter (1883–1924) wird von Jeremy Irons gespielt. Regie führte Steven Sonderbergh („Sex, Lügen und Video"). Der Film kommt voraussichtlich im Herbst in die deutschen Kinos. Der Brite Jeremy Irons, 42, begründete seinen Weltruhm als Schauspieler der Royal Shakespeare Company. In Deutschland war er zuletzt in dem Kinofilm „Die Affäre der Sunny von B." zu sehen. Weitere Filmerfolge wurden „Die Geliebte des französischen Leutnants" und Volker Schlöndorffs Proust-Verfilmung „Eine Liebe von Swann". Jeremy Irons lebt abwechselnd in der Grafschaft Oxfordshire und in Londons Künstlerviertel Hampstead.

Über den Dichter Franz Kafka äußerte Jeremy Irons: „Er war so grenzenlos einsam und wird Generationen von Teenagern ins Mark treffen mit seiner Verzweiflung. Der Film, den wir gedreht haben, ist mehr als eine Biographie. Er ist wie ein Gedicht, nach dessen Ende man weiß, was in seinem Leben alles hätte geschehen können."

aus: WELT AM SONNTAG

Bremerhaven 26. v.'91, Juist 1. x.'93

Die Basis des Make-Up
(Heft 53)

14. März bis 20. Juli 1985

124 Seiten
(10,6 x 17,5 cm)

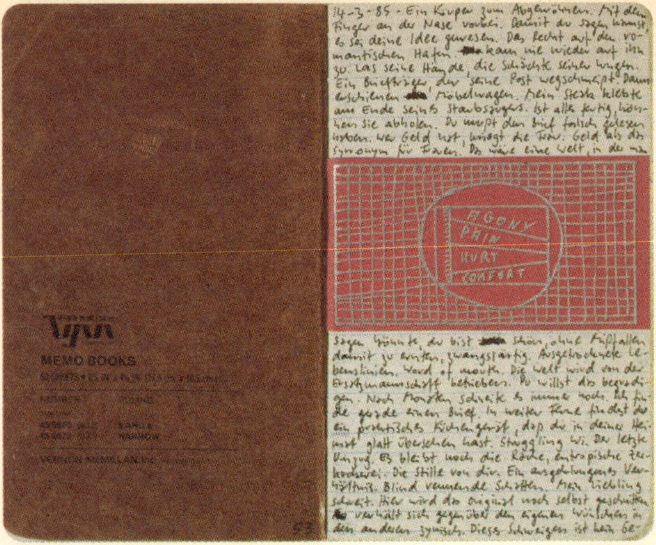
MEMO BOOKS
AGONY
PAIN
HURT
KOMFORT

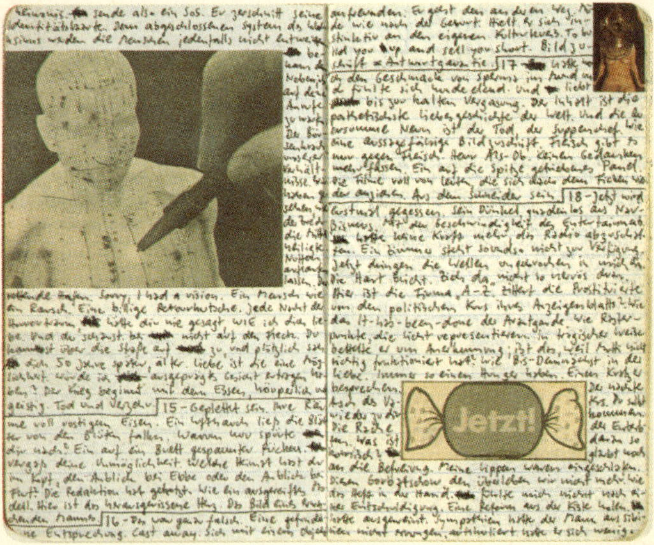
Jetzt!

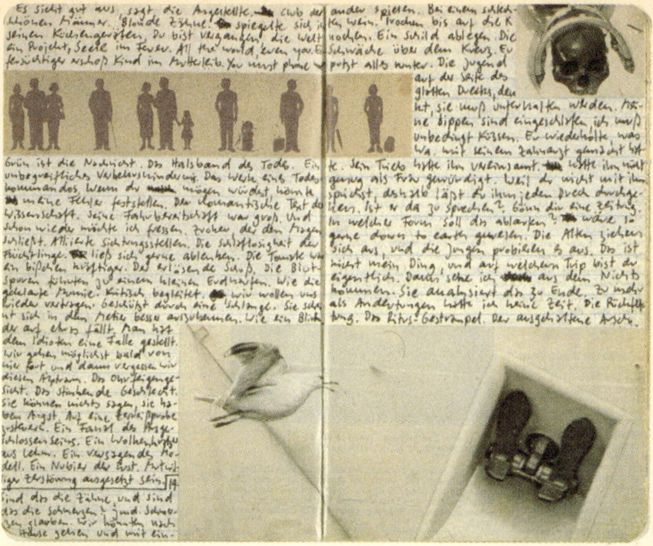

Es sieht gut aus, sagt die Angestellte. [redacted] Club der schönen Männer. Blonde Zähne. [redacted] spiegelte sich in seinen Küchengeräten. Du bist vergangen, die Welt ein Projekt, Seele im Feuer. All the world, even you. Ein fersichtiger erschoß Kind im Mutterleib. You must phone [redacted] Grün ist die Nachsicht. Das Halsband des Todes. Ein unbegreifliches [illegible]. Das Werk eines Todeskommandos. Wenn du [redacted] mögen würdest, könnte [redacted] meine Fehler feststellen. Der romantische Text der Wissenschaft. Seine Fahrbereitschaft war groß. Und schon wieder möchte ich fressen. Zucker, der den Magen schließt. Attikische Sichtungsstellen. Die Schlaflosigkeit der Flüchtlinge. [redacted] ließ sich gerne ablenken. Die Tomate war ein bißchen kräftiger. Der erlösende Schuß. Die Blutspuren führten zu einem kleinen Erdhaufen. Wie die [illegible] Mumie. Kitisch begleitet. [redacted] wir wollen uns wieder vertragen. Geschützt durch eine Schlange. Sie scheint sich in dem Metier besser auszukennen. Wie ein Blinder auf etwas fällt. Man hat den Idioten eine Falle gestellt. Wir gehen möglichst bald von hier fort und dann vergessen wir diesen Alptraum. Das Ohrfeigengesicht. Das stinkende Geschlecht. Sie können nichts sagen, sie haben Angst. Auf eine Zerreißprobe gestellt. Ein Funkel des Ausgeschlossenseins. Ein Wolkenkratzer aus Lehm. Ein versagendes Modell. Ein Nobiler der Lust. Mutwilliger Zerstörung ausgesetzt sein. 14

Sind das die Zähne, und sind das die Schmerzen? Jund. Schweigen glauben. Wir könnten nach Hause gehen und mit einander spielen. Bei einem schlechten Wein. Trocken bis auf die Knochen. Ein Schild ablegen. Die Schwäche über dem Kreuz. Er putzt alles runter. Die Jugend auf der Seite des glatten Dreckes, denkt, sie muß unterhalten werden. Meine Lippen sind eingeschlafen, ich muß unbedingt küssen. Er wiederholte, was war. Mit seinem Zahnarzt glänzt hatte. Sein Trick hatte ihn vereinsamt. [redacted] hatte ihn nicht genug als Frau gewürdigt. Weil du nicht mit ihm sprichst, deshalb läßt du ihm jeden Dreck durchgehen. Ist er da zu sprechen? Gönn dir eine Zeitung. In welcher Form soll das ablaufen? [redacted] wäre so gerne down to earth gewesen. Die Alten ziehen sich aus, und die Jungen probieren es aus. Das ist nicht mein Ding, und auf welchem Trip bist du eigentlich. Daran sehe ich [redacted] aus dem Nichts kommen. Sie analysiert das zu Ende. Zu mehr als Andeutungen hatte ich keine Zeit. Die Richtigstellung. Das Ritus-Gestrampel. Der ausgeschiedene Arsch.

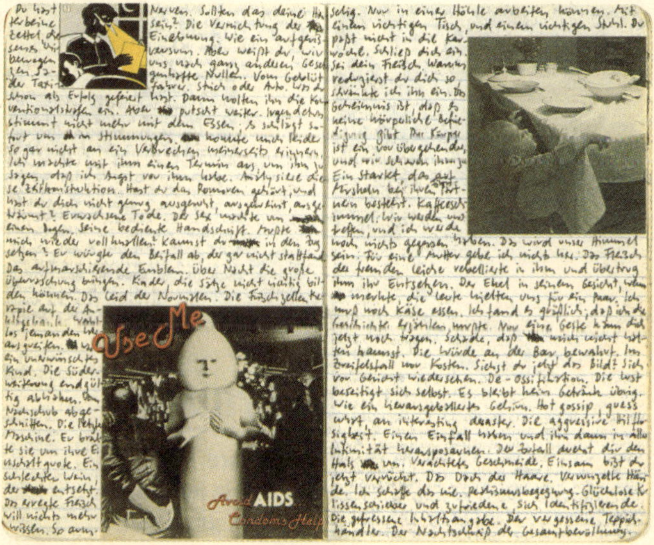

Du hast [illegible] Zettel, die [illegible] bewegen, [illegible] der Taxifahrer. Nerven. Sollten das deine Hä- sein? Die Vernichtung der [redacted] Einebnung. Wie ein aufgewiesenes [illegible]. Aber weißt du, wir uns noch ganz anderen Gesel- gewünschte Nullen. Vom Geblüt [illegible]. Strich oder Auto. Was du schon als Erfolg gefeiert hast. Dann wollten ihn die Konventionalstrafen ein. Aber [redacted] putscht weiter. Irgendetwas stimmt nicht mehr mit dem Essen. Es schlägt sofort um [redacted] in Stimmungen. [redacted] konnte mich leider sogar nicht an ein Verbrechen [illegible] erinnern. Ich machte mit ihm einen Termin aus, um ihm zu sagen, daß ich Angst vor ihm habe. Analysiere diese Zeitkonstruktion. Hast du das Rumoren gehört, und hast du dich nicht genug ausgeruht, ausgedient, ausgeträumt? Erwachsene Tode. Der Sex wollte um [redacted] einen Bogen. Seine bedienende Handschrift. Mußte [redacted] mich wieder vollknallen? Kannst du [redacted] in den Zug setzen? Er würgte den Beifall ab, der gar nicht stattfand. Das aufmarschierende Emblem. Über Nacht die große Überraschung bringen. Kinder, die Sätze nicht richtig bilden können. Das Leid der Normalen. Die Frischzellentherapie auf der Anklagebank. Wahllos jemanden angreifen. [redacted] Ein unerwünschtes Kind. Die Süderweiterung endgültig ablehnen. Den Nachschub abgeschnitten. Die letzte Maschine. Er brachte sie um ihre Einschaltquote. Ein schlechter Wein, der [redacted] entsetzt. Das erregte Fleisch will nichts mehr wissen. So ann-selig. Nur in einer Höhle arbeiten können. Mit einem richtigen Tisch, und einem richtigen Stuhl. Du paßt nicht in die Karwoche. Schließ dich ein. Sei dein Fleisch. Warum verdrückst du dich so, schminke ich ihm ein. Das Geheimnis ist, daß es keine körperliche Befriedigung gibt. Der Körper ist ein vorübergehender, und wir schwanken ihm zu. Ein Starkes, das auf [illegible] bei ihren Törtchen besteht. Kaffeeschimmel. Wir werden uns treffen, und ich werde noch nichts gegessen haben. Das wird unser Himmel sein. Für eine Mutter gebe ich nichts her. Das Fleisch der fremden Leiche rebellierte in ihm und übertrug ihm ihr Entsetzen. Der Ekel in seinem Gesicht, wenn [redacted] merkte, die Leute hielten uns für ein Paar. Ich muß noch Käse essen. Ich fand es gräßlich, daß ich die Geschichte erzählen mußte. Nur eine Geste kann dich jetzt noch tragen. Schade, daß [redacted] mich leicht halten kannst. Die Würde an der Bar bewahrt. Im Zweifelsfall zu Kosten. Siehst du jetzt das Bild? Sich vor Gericht wiedersehen. De-Ossifikation. Die Lust beseitigt sich selbst. Es bleibt kein Getränk übrig. Wie ein herausgestelltes Gehirn. Hot gossip, guess what, an interesting disaster. Die aggressive Hilflosigkeit. Einen Einfall haben und ihn dann in aller Intimität herausposaunen. Der Zufall dreht dir den Hals [redacted] um. Verachtetes Geschmeide. Einsam bist du jetzt verrückt. Das Dach der Haare. Verwurzelte Hände. Ich schaffe das nie. Pessimismusbegegnung. Glücklose Kissenschieber und zufriedene, sich Identifizierende. Die gefressene Inhaltsangabe. Der vergessene Teppichhändler. Der Nachschub der Gesamtbevölkerung.

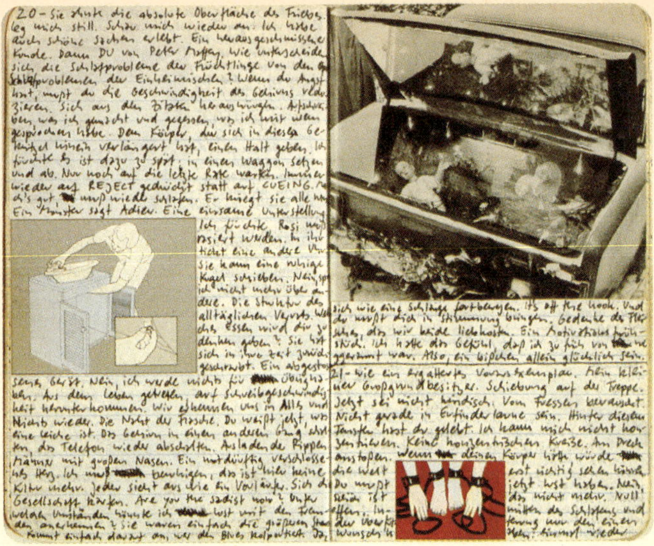
20 - Sie stürzte die absolute Oberfläche des Friedhofs [?]. Leg mich still. Schau mich wieder an. Ich habe auch schöne Sachen erlebt. Ein herausgeschmissener Kunde. Dann DU von Peter Maffay. Wie unterscheiden sich die Schlafprobleme der Flüchtlinge von den Schlafproblemen der Einheimischen? Wenn du Angst hast, mußt du die Geschwindigkeit des Gehirns reduzieren. Sich aus den Zitaten herauswinden. Aufschreiben, was ich gemacht und gegessen, was ich mit wem gesprochen habe. Dem Körper, der sich in dieses Gehäuse hinein verlängert hat, einen Halt geben. Ich fürchte, es ist dazu zu spät. In einen Waggon setzen und ab. Nur noch auf die letzte Rate warten. Immer wieder auf REJECT gedrückt statt auf CUEING. [illegible] ch's gut, [redacted] muß wieder schlafen. Er kriegt sie alle [illegible]. Ein Monster sagt Adieu. Eine einsame Unterstellung. Ich fürchte, Rosi muß rasiert werden. In ihr tickt eine andere Uhr. Sie kann eine ruhige Kugel schieben. Nein, [illegible] ich nicht mehr über andere. Die Struktur des alltäglichen [illegible]. Wer [illegible] das Essen wird dir zu denken geben? Sie hat sich in ihre Zeit zurückgeschraubt. Ein abgestoßener Geist. Nein, ich werde nichts für [redacted] übrighaben. Aus dem Leben getreten, auf Schreibgeschwindigkeit herunterkommen. Wir erkennen uns in Alles und Nichts wieder. Die Naht der Tasche. Du weißt jetzt, was eine Leiche ist. Das Gehirn in einen anderen Gang schalten, das Telefon wieder abschalten. Ausladende Rippen. Männer mit großen Nasen. Ein notdürftig verschlossenes Herz. Ich muß [redacted] beruhigen, das ist hier keine [illegible] mehr. Jeder sieht aus wie ein Vorläufer. Sich die Gesellschaft kaufen. Are you the sadist now? Unter welchen Umständen könnte ich [redacted] Lust mit den Fremden anerkennen? Sie waren einfach die größeren Stars. Kommt einfach darauf an, wer den Blues kolportiert. Ja,

sich wie eine Schlange fortbewegen. It's off the hook. Und du mußt dich in Stimmung bringen. Gedanke des Fleisches, das wir beide liebkosten. Ein Motivationsfrühstück. Ich hatte das Gefühl, daß ich zu früh von [redacted] getrennt war. Also, ein bißchen allein glücklich sein.

21 - Wie ein ergattertes Vorzeigeexemplar. Mein kleiner Großgrundbesitzer. Schiebung auf der Treppe. Jetzt sei nicht kindisch. Vom Fressen berauscht. Nicht gerade in Erfinderlaune sein. Hinter diesem Fenster hast du gelebt. Ich kann mich nicht konzentrieren. Keine konzentrischen Kreise. Am Dreck anstoßen. Wenn [redacted] deinen Körper hätte würde [redacted]
die Welt
Du mußt
schön ist
offen. In-
der [illegible]
Wunsch [illegible]
erst richtig sehen können
jetzt hast haben. Nein,
das nicht mehr. Null
mitten des Schlafens und
[illegible] nur den einen
[illegible]. Kommt wieder

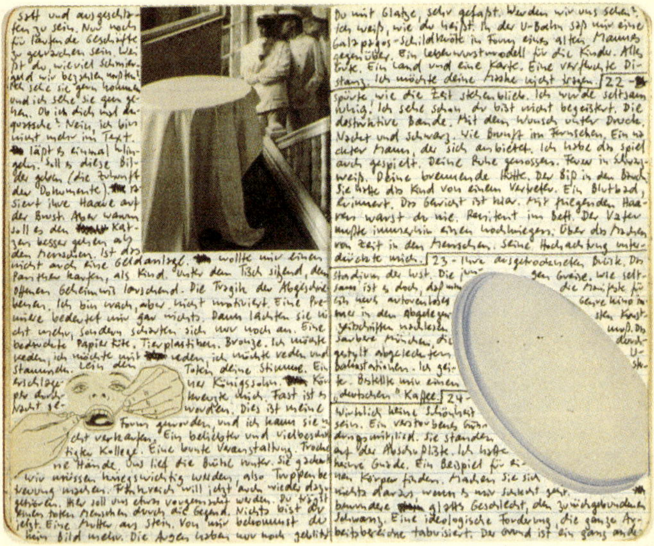
satt und ausgeschlafen zu sein. Nur noch für laufende Geschäfte zu gebrauchen sein. Weißt du, wieviel Schmiergeld wir bezahlen mußten? Ich sehe sie gern kommen und ich sehe sie gern gehen. Ob ich dich mit [illegible]? Nein, ich bin nicht mehr im Text. [redacted] läßt es einmal hängen. Soll es diese Bilder geben (die Zukunft der Dokumente). [redacted] rasiert ihre Haare auf der Brust. Aber warum soll es den [redacted] Katzen besser gehen als den Menschen. Ist das nicht auch eine Geldanlage. [redacted] wollte mir einen Panther kaufen, als Kind. Unter dem Tisch sitzend, dem offenen Geheimnis lauschend. Die Tragik der Abgeschriebenen. Ich bin wach, aber nicht motiviert. Eine Premiere bedeutet mir gar nichts. Dann lachten sie nicht mehr, sondern schauten sich nur noch an. Eine bedruckte Papiertüte. Tierplastiken. Bronze. Ich möchte reden, ich möchte mit [redacted] reden, ich möchte reden und stammeln. Lern den erschlagenen [illegible] Nacht ge- [illegible] Toten deine Stimme. Ein Königssohn. [redacted] [illegible] kreuzte dich. Fast ist es worden. Dies ist meine Form geworden, und ich kann sie nicht verkaufen. Ein beliebter und vielbeschäftigter Kollege. Eine bunte Veranstaltung. Trockene Hände. Uns lief die Brühe runter. Sie sagten: wir müssen kriegswichtig werden, also Truppenbetreuung machen. Frankreich will jetzt auch wieder dazugehören. Hier soll uns etwas vorgemacht werden. Du trägst keinen toten Menschen durch die Gegend. Nichts bist du jetzt. Eine Mutter aus Stein. Von mir bekommst du kein Bild mehr. Die Augen haben nur noch geblitzt

Du mit Glatze, sehr gefaßt. Werden wir uns sehen? Ich weiß, wie du heißt. In der U-Bahn saß mir eine Galapagos-Schildkröte in Form eines alten Mannes gegenüber. Ein Leberwurstmodell für die Kinder. Alles Lüge. Ein Land und eine Karte. Eine verfluchte Distanz. Ich möchte deine Maske nicht tragen.

22 - [redacted] spürte wie die Zeit stehenblieb. Ich wurde seltsam ruhig. Ich sehe schon du bist nicht begeistert. Die destruktive Bande. Mit dem Wunsch unter Druck. Nackt und schwarz. Wie Brunft im Fernsehen. Ein nackter Mann, der sich anbietet. Ich habe das Spiel auch gespielt. Deine Ruhe genossen. Feuer in Schwarzweiß. Deine brennende Hütte. Der Biß in den Bauch. Sie hatte das Kind von einem Vertreter. Ein Blutbad, erinnert. Das Gericht ist klar. Mit fliegenden Haaren warst du nie. Resistent im Bett. Der Vater mußte immerhin einen hochkriegen. Über das Machen von Zeit in den Menschen. Seine Hochachtung unterdrückte mich.

23 - Ihre ausgetrockneten Blick. Das Stadium der Lust. Die jun- [illegible] gen Greise. Wie seltsam ist es doch, daß [illegible] die Manifeste für ein neues autorenloses [illegible] Gerne Kino [illegible] in den abgelegen- [illegible] sten Kunstzeitschriften nachlesen [illegible] muß. Das saubere München, die [illegible] durchgestylt abgeleckten [illegible] U-Bahnstationen. Ich [illegible] ste- [illegible] te. Bestellte mir einen „deutschen" Kaffee.

24 - Wirklich keine Schönheit sein. Ein verstorbenes [illegible] dungsmitglied. Sie standen auf der Abschußliste. Ich hatte keine Gnade. Ein Beispiel für einen Körper finden. Machen Sie sich nichts daraus wenn es mir schlecht geht. [redacted] bewundere [redacted] glattes Geschlecht, den zurückgebundenen Schwanz. Eine ideologische Forderung, die ganze Arbeitsbereiche tabuisiert. Der Grund ist ein ganz ande-

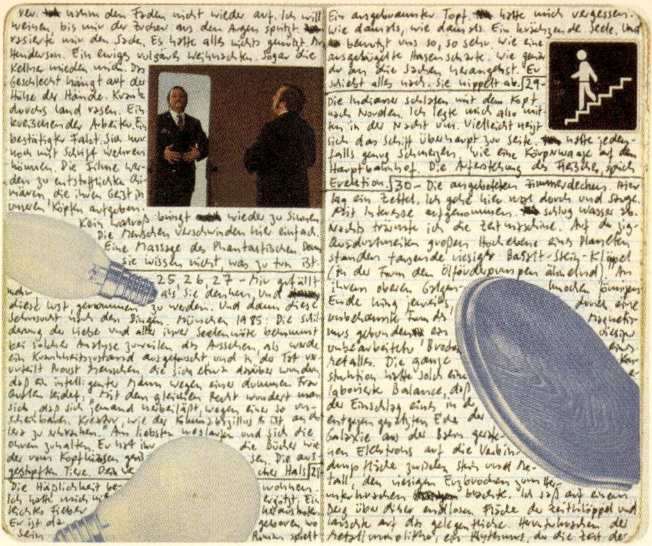

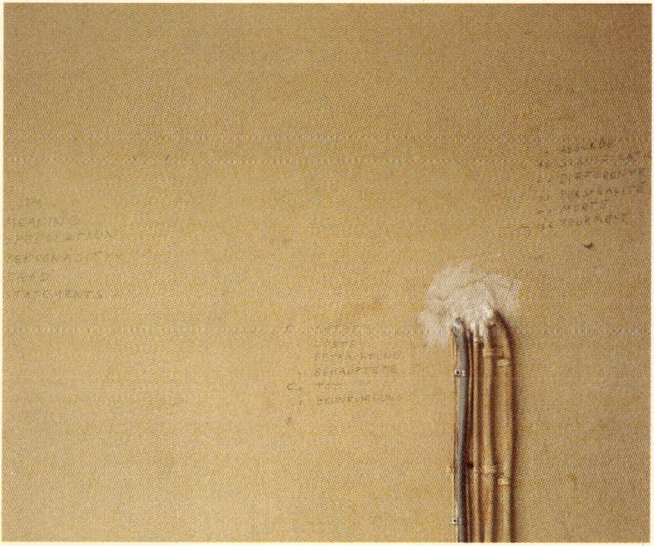

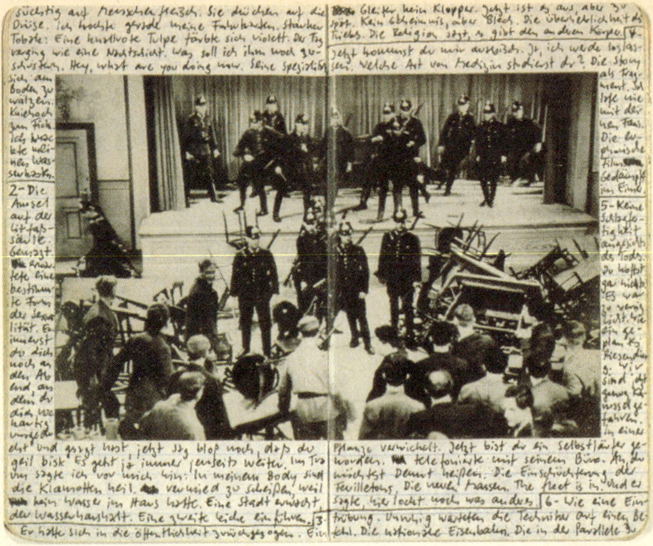

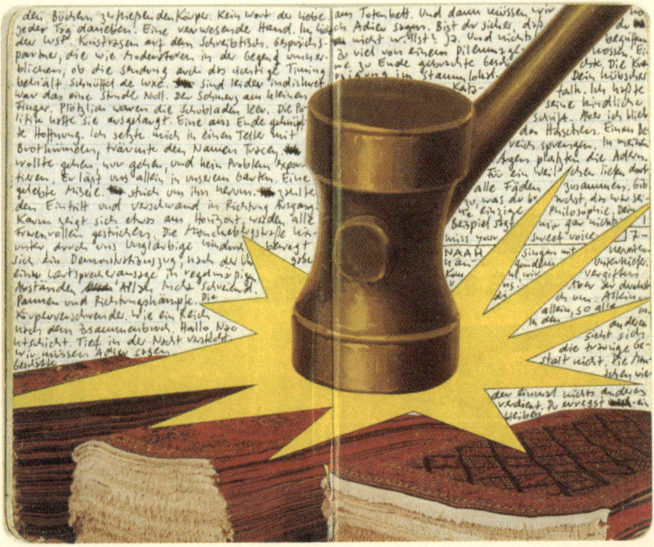

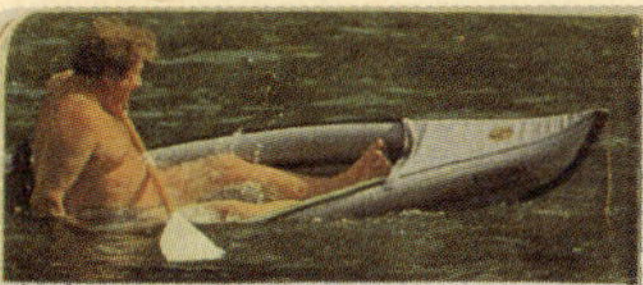

der Schmerz. Nein, [redacted] werde deine Krise nicht mehr stören. So verrissen und verkrampft, wie schon lange nicht mehr. Vor mir sah ich eine austrocknende Hand mit Querstreifen, weiß abblätternd. Ein stechender Schmerz im Kopf hinter dem rechten Auge. Ein abgestorbenes Ich. Einmal wirst du die Körper vergessen haben. Die Position am Ende des Alphabets. Wir werden nicht gemeinsam aus Himmelstor klopfen. Aber [redacted] hätte dich gern dabei gehabt. Das Feuer verstärkt das Eis, ring of ice. Die Angst nicht gehalten zu werden. Den Tischmüll möchte [redacted] noch einmal erleben. In keinen Schoß sinken können, nur in die Düsternis der Zeit. Ein Gesicht möchte [redacted] sehen so sehr verschieden von der Seite als von vorn. Die Gesichter der Nacht kannst du kriegen, kein einzelnes Gesicht. Gib die Staffel ab. Wie ein auf den Hals gehetzter Fotograf. [redacted] habe es ein Leben lang nicht geschafft, Geschlechtsverkehr zu haben. Kein Ausweg für den Körper. Der Übergang von den Pickeln zu den Falten würde fließend sein. 8 – Die Helle unter den Augen der anderen. Sie biß ihm in

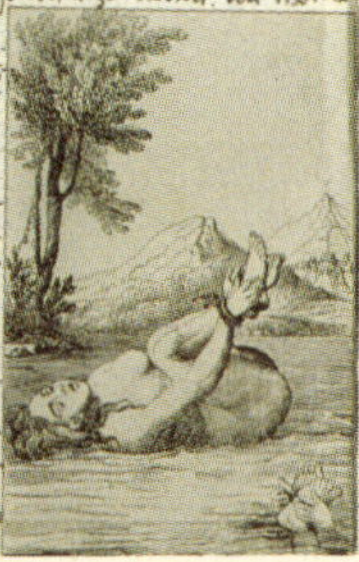

die Achselhöhle. Mir blieb nichts weiter übrig. Das Opium treibt nicht gerade an. Aber es läßt die Dinge sehen. Ohne ein verzweifeltes Bemühen. Plötzlich sah ich ein, daß [redacted] mich nicht sehen kannst. [redacted] begann unter dem Zwang zu leiden, mich von [redacted] verabschieden zu wollen. [redacted] hörte die Nachbarin pissen. Du bist das verdammte Glück. Stand [redacted] nicht im Verdacht des Wanderns? Warum immer blaue Fliesen, warum keine goldenen, stehen sie dem Erlebnis nicht näher? Die Haut rann an [redacted] herunter. Er baute der Zurückgezogenheit ein Haus. Begriff er es als Auszeichnung, daß [redacted] ihm die Hoden lutschte. Die Menschen gehören zu einem gegenwärtigen Geschlecht. Mein Blick hatte sich zurückgezogen. In welchem Grab sollst du liegen, und in den Armen sol… …st du sterben wenn … überhaupt. Der Geruch einer überheblichen Produktionsweise. Konnte ich [redacted] nur vom Bett aus erledigen. Mitsamt stampfte ich mir den Fuß auf. Und das nennen sie dann Bunsch. Also, ein Mann der zuviel wußte. Ein vergewaltigtes Motiv. [redacted] blinder Fleck in bezug auf mich. Dann traf ich [redacted] Doppelgänger. Welche Landschaft hat den hervorgebracht. Nichts ist gewesen. Love like a body. Meine Geschäfte verursachten mir Übelkeit, meine Augen blieben auf [redacted] stehen und niemand konnte sie davon abbringen. In deinem Körper verloren. Wohlig in den Gliedern und die Untätigkeit. Der

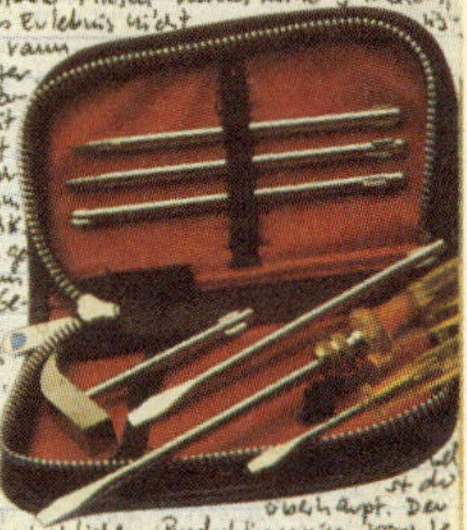

Horror: Ich werde nie mehr anders an diesem Tisch sitzen. Das Bild entsteht schrittweise. Die Sensation ist leer. Die größte Überraschung erfährt man an der Kasse. Von den Gläsern der Transporträumen aus einen Blick über die Stadt werfen. Der höchste Grabhügel der Geschichte. Warum ihm irgendwann der Kopf abgeschlagen wurde, ist den Wissenschaftlern bis heute ein Rätsel. Ein geteiltes Echo. Ein erstes Zeichen sehen. Für ein Gesicht Reklame machen. Eine Welle der Geborgenheit stieg aus den Augen hoch. [redacted] will nichts mehr zerschneiden. Du kannst den blinden Fleck in deinem Auge nicht mir benennen. Noch einmal überschlug sich das Herz. Eine abgegoltene Quittung. Eine abgebrochene Erfahrung. Ende ist nur ein Wort. Einen propagandistischen Fortschritt austreten. Ein Anstoß zur Klimaverbesserung. Auf die Umzingelung eines Geländes reagieren. Ein künstlicher See bildet das Kernstück. Zart wie seine Eier in der Hand. [redacted] erkannte das Gefühl wieder. Android, kein Verständnis im Fleisch wecken. 9 – [redacted] fing an zu spinnen, konnte aber die Beine nicht mehr bewegen. Wohlig auf dem Hochbett. Migräne, Migräne, schreit sie aus der Badewanne. Deinem Doppelgänger fehlten auch die Augen. Wie ein beigetragenes Schildlein. Also, ihr wollt mich verbiegen. Der nicht gezeigte Streifen. Nichts läßt du aus. Und die Liebe gestaltete er zu Arbeitstreffen. Wenn die Landarbeiter wüßten, daß die Herrschaft sich an ihren Rücken aufgeilt. Sie wissen es soundso. Jeder reicht sich für jeden. [redacted] überprüfte sein Freizeichen. [redacted] bin nicht durchtrainiert. Nachts fuhr ich hoch mit der Vision deines Hasses, den du verdecktest, um mich zu quälen. Kein Song würde mich mehr erreichen. 10 – Dein Hass ist auch nicht der Schlüssel. [redacted] möchte zurück in den anderen Menschen, in den vorsexuellen, in den, der sich hergetrieben kann. Ich mache gerade eine Geburtsvorbereitung. Walde-

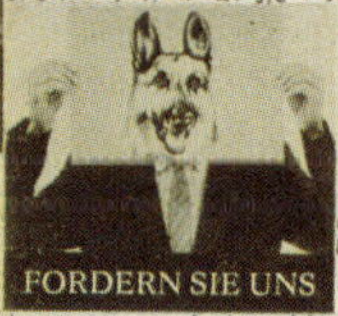

man-World: mein Ausflug in die Hölle des Behaviorismus. Leider mußte ich ihn in seiner trampeligen Schlafsucht zurücklassen, um mich meiner poetischen Steuererklärung zu widmen. Sie waren vom Geschlecht der Spielverderber. 11 – [redacted] wird klappern, wie es zum Geschäft gehört. Wir sind verloren in Musik. Kein Umdrehen. Ich operierte meine Füße. Ich habe Frauen im Publikum gesehen. [redacted] will ja nichts von deinem Schwanz, und du brauchst dich nicht mit [redacted] Schwanz beschäftigen. [redacted] will ja nur, daß wir uns ins Gesicht sehen können. Ich bemerkte eine Schwärze in ihrem Nasenwinkel, die sorge um ein ganzes Leben begann. Wie ein Gesicht in Reserve.

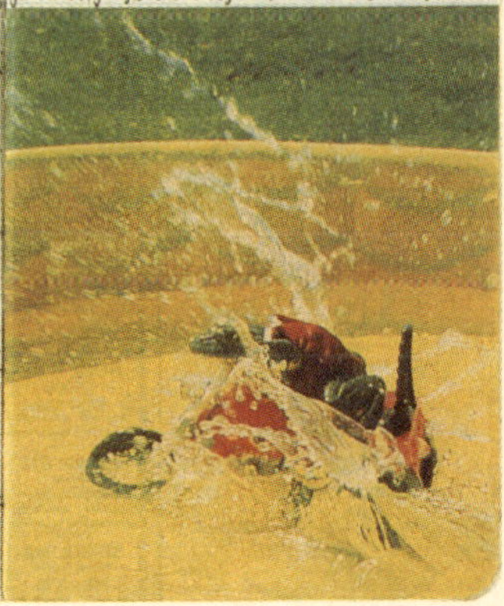

12 – Ist das Baby überhaupt gewachsen? Wir telefonieren. Das eigenwillige Gesb. Staubige Ohren. Crossed [redacted] auf die angewiesen, die … sagen, ich würde gern noch ein bißchen dableiben. Die kleine Buschstrecke. [redacted] bewunderte diese freischwebenden Hände. Ein angegriffenes Motiv. Schon fängt das Gesicht an, dich zu verfolgen. Er thronte auf dem Bett. Seine großzügige Schläfrigkeit. Du hast mir doch schon gesagt, daß du mich nicht brauchst. Die Denkvorlage liefern. Auf das sollen also die kleinen Kuscheltiere stehen. COSY. Ließ er für [redacted] seine goldene Kette heraushängen? Sportlerhände. Das negative Glied. Du kommst nie wieder vor. [redacted] schenkte ihm sofort an den Hals. Wie hast du deinen Körper. Wie Haß gegen alles und jeden. Gibt es schon Überlegungen? Heruntergespült. Du hast aber ein schönes Geschlecht. Und was auf der Wange? Neidisch auf Haut. Der Schwanz als Wille und Vorstellung. [redacted] war glücklich auf dem Band. 13 – Du mußt [redacted] mit Antik ausstatten. Lackblitz. Herz, Brigitte, essen und trinken, schöner wohnen, Geo, Art, das biographische Firmenschild. Ich richtete meine Peripherie aufs Zentrum, und lauerte in meinen Augenwinkeln, jeder Mensch muß die Welt verwerten und scheitern. Läßt er mich wieder hängen? Wir dementieren einfach. 14 – Der Jammer wurde die Gemeinnützigkeit? … st dich selbst in der Zeitung an. Was mein persönliches Glück anbelangt, bin ich natürlich eine Nutte. Du gibst mir keine Küsse. Bis zum Schluß spreche ich französisch. Einer großen Angst entbunden. In Haus und Hof

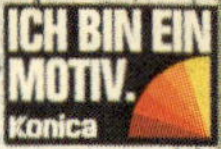

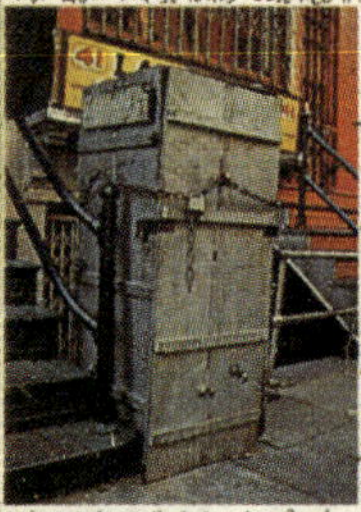

15 – Wirst du mich lieben, wenn ich dir den Dreck wegwische? Ein nachgeschobener Text. Sowas wählen. Thrombosestrümpfe. Du schiebst dich ins Bild. Der Soldat will nicht mehr zu Fuß gehen. Hände, Hände, Hände. Liebe ist immer vergeblich. Wie die bleibende Wahrheit. Aufregend schlank. Verkehr in möglichen Stellungen. Wie schön, ich muß nicht mehr bewegen. 100%ige Diskretion und Sauberkeit. Wieder explodierte eine Flasche. Eine kleine Verhaltensweise. Es ging mir gleich unter die Augen. Und W. kann wieder sehen. Heute ist Levin geboren worden. Er hat einmal geschrien und gewürgt und ist dann an viele technische Apparate angeschlossen worden und kann nichts mehr sagen. Wir hoffen, daß er die Kurve anfängt weiter zu leben. 16 – Wir sind schon auf der Welt und wir bangen um ihn. Ein Schiff zu einem Phantasiepreis. Die Hand, die [redacted] hält. Ich sollte [redacted] nie wieder in Ekstase sehen. [redacted] Blick war bezeichnend. Den Toten erzählen, daß sie nicht allein sind. Sein Herz in jeder Zeile. Garantiert alles und Kümmeltee schlürfen. Du hast mich zurechtgestutzt bei Nacht. Ein bißchen mitschwimmen. Das Tier in den Schichten. Das soll … ein krankes Herz sein? Und wozu gefällst … Duh, „Zynisch und kaputt" versus „häßlicher Spinner". Und würdest du … ein Kind in eine Welt setzen, in der wir … unseren Umwegen … ben? 17 – Du … dest mit deinen Geheimnis. [redacted] … niere Schlipse in … einen Teppich … oder. Er trug seine Trockenwolle wie … Frauwolle. Um 11 Uhr 32 … Flügel von LH 406 … it, daß ich V.'s Haus sehen konnte … bekam die Idee … Menschen und … hervor. Ein gol-

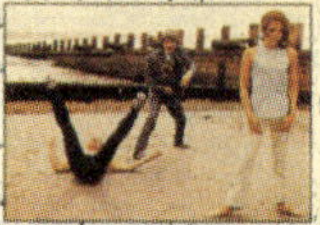

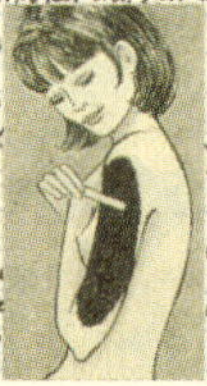

denen Oh… ravus ge… like a body. …gendwie … [redacted] dampfte … Kino. Die … ws 49 Grad … re persönliche … clip ist im Transit gefunden worden. Love. Give me touch. Ich bin wie gemacht … ab in Richtung Sexzentrum … ist … Celsius. Ein Tip für … Ulrichs. Auf der rechten Seite eindeutige View auf London, meine Damen und Herren. Eine ernsthafte Notiz, ein süßes Ende, du kannst ihn nicht umziehen. I feel for you, immer noch aufsteigend. Beim Start roch sie an seiner Rose. [redacted] dachte, mein Schwanz kann inzwischen so viele Dinge tun. So viele Dinge konnten inzwischen zusammen die Summe des Lebens, ich sollte glücklich sein. Aber dann [redacted] schickst. The year the … Sag was du [redacted] willst, aber spiel nicht mit mir; besser: laß uns alle zusammen spielen. Ich hätte dabei gewarnt sein sollen, wie er deinen Zahnarzt hätte liegen lassen. Deine Schritte in den Medien. Die Presse einer Anstalt. Ich sah zehn Füsse und Wolkenbildungen. Sea of love. Wann hast du sie nicht geheiratet? Unsere Stunde zusammen kommt zu einem Ende. Sein Hobby: Callgirls hängen lassen. Er stopfte sich den Kitt in die Ohren. Ich beobachtete meine Haut. Schweigen als Karriere-Move. Die universitäre Potts [redacted] Maul. Heft trocknete aus in elf Kilometer Höhe. Wir lassen ihn sterben. (Der Schlachte blickte um sich.) I want you back. Die blanke Obsession ohne Körper. Der Sitz über den Flügeln. Vögel kann ich nicht verstehen. Und wie wirst du mit dem Sand fertig. Die Story schreibt sich quasi selbst. Deine hervorragende Körper, deine Verkehrsmittel. Über Inland kriegten wir einen Kondensstreifen. Stuck in the middle. Wenn kein Land mehr zu sehen ist, werden die Jalousien heruntergelassen. Danke für den Rausch. Wie die Vorhänge zur Business-Class. Er schreibt sich seine Hits selber. Ich ließ Gras über die Sache wachsen. Sein hingegossener Körper. Das Rätsel der Seele. Nein, wir

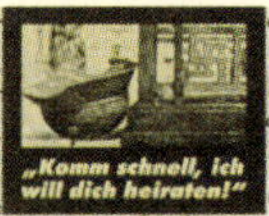

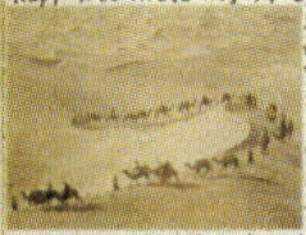

haben nichts für [redacted] übrig. Seine sterbenden Augen. Der Täter gab sich kein Pardon. Sie hat den Körper, und er hat die Technik. I know you are not to please. Wenn Passagiere, die einen Rhythmus trampeln, ein Flugzeug zum Absturz bringen. State of the Supernova-Überreste, keine aktive Galaxie. To fix an animal. Achten Sie darauf, die Zahl Eins ohne Aufstrich zu schreiben. Ein schwebender Flügel. The fear that no … Dominoes will fall. Ich verstehe nicht, wie ich [redacted] quäle. Also, warum habt ihr mich leben lassen? … sterben lassen. Du ziehst mir die Schuhe aus. Wo die Liebe nicht geglaubt wird. Ich erwarte mich hin. Quite full. Jedes Stück Band war ein … Next: Is the Procter & Gamble Logo a sign of the devil? Door-listen-Talk. 18 – Keep us posted. Du wirst dich wundern wollen. Menschen, die dich für sich behalten wollen, und die [redacted] nichts geben können. Ich schlug meine Hand, sie war mir zu alt geworden. Das Gehirn wird immer schärfer, der Körper quillt auf. Du fühlst mir. Mein Körper vergeht … sonst. 19 – Mir wurde … schen riesige … Haare auf der Nase … Stale again … Wie ein ge… rade … und eine … Gewalt … Sexualität.

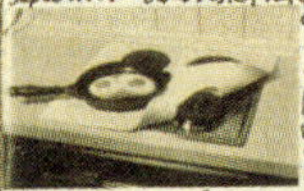

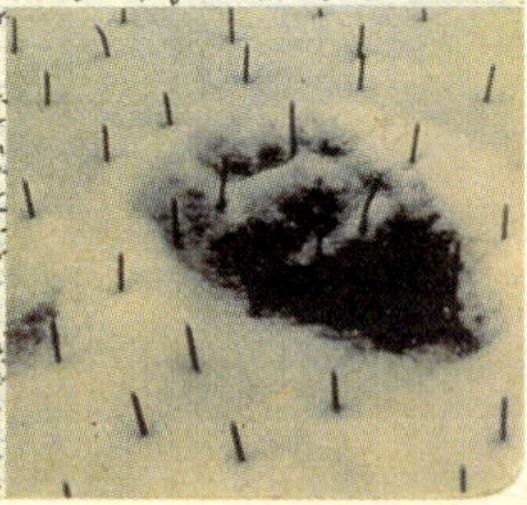

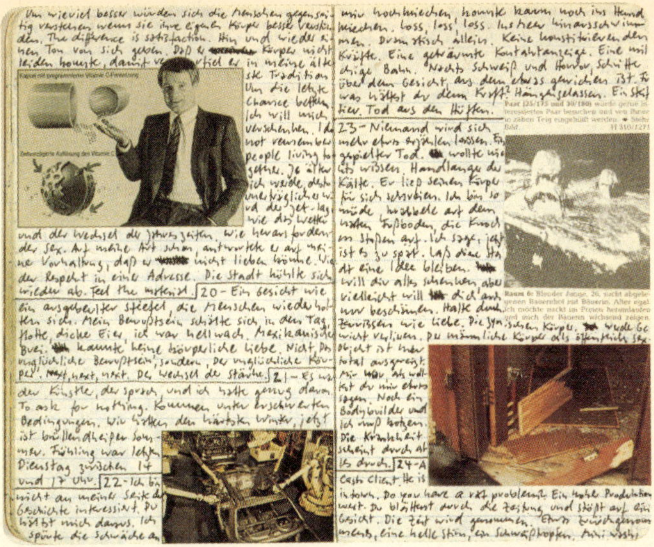

Um wieviel besser würden sich die Menschen gegenseitig verstehen wenn sie ihre eigenen Körper besser verstünden. The difference is satisfaction. Hin und wieder einen Ton von sich geben. Daß er [redacted] Körper nicht leiden konnte, damit verfiel er in meine ältere Tradition. Um die letzte Chance betteln. Ich will mich verschenken. I do not remember people living together. Je älter ich werde, desto unerträglicher wird der jet-lag wie das Wetter und der Wechsel der Jahreszeiten. Wie herausfordernd der Sex. Auf meine Art schon, antwortete er auf meine Vorhaltung, daß er [redacted] nicht lieben könne. Wie der Respekt in einer Adresse. Die Stadt kühlte sich wieder ab. Feel the material.

20 – Ein Gesicht wie ein ausgebeulter Stiefel, die Menschen wiederholten sich. Mein Bewußtsein schüttete sich in den Tag. Flotte, dicke Eier, ich war hellwach. Mexikanischer Brei. [redacted] kannte keine körperliche Liebe. Nicht „Das unglückliche Bewußtsein", sondern „Der unglückliche Körper". Next, next, next. Der Wechsel der Stärke.

21 – Es war der Künstler, der sprach, und ich hatte genug davon. To ask for nothing. Kommen unter erschwerten Bedingungen. Wir hatten den härtesten Winter, jetzt ist brüllendheißer Sommer. Frühling war letzten Dienstag zwischen 14 und 17 Uhr.

22 – Ich bin nicht an meiner Seite der Geschichte interessiert. Du hältst mich davon. Ich spürte die Schwäche an

mir hochkriechen, konnte kaum noch ins Hemd kriechen. Loss, loss, loss. Instead hinausschwimmen. Drum stirb allein. Keine konstituierenden Kräfte. Eine geträumte Kontaktanzeige. Eine mildtätige Bahn. Nachts Schweiß und Horror, Schritte über dem Gesicht, aus dem etwas gewichen ist. Für was hältst du denn Kraft? Hängengelassen. Ein Skifier. Tod aus den Hüften.

23 – Niemand wird sich mehr etwas erzählen lassen. Ein gespielter Tod. [redacted] wollte nichts wissen. Handlanger der Kälte. Er ließ seinen Körper für sich schreien. Ich bin so müde, wackele auf dem nassen Fußboden, die Knochen stoßen auf. Ich sage, jetzt ist es zu spät. Laß diese Stadt eine Idee bleiben. [redacted] will dir alles schenken, aber vielleicht will [redacted] dich auch nur beschämen. Halte durch. Zerrissen wie Liebe. Die synthetischen Körper. [redacted] wurde Gewicht verlieren. Der männliche Körper als öffentliches Sex-Objekt ist total ausgereizt. Mir war, als wolltest du mir etwas sagen. Noch ein Bodybuilder und ich muß kotzen. Die Krankheit scheint durch alles durch.

24 – A Cash Client. He is in town. Do you have a rat problem? Ein totale Produktionswert. Du blätterst durch die Zeitung und stößt auf ein Gesicht. Die Zeit wird genommen. Etwas zwischengenommenes, eine helle Stirn, ein Schweißtropfen. Mini wash,

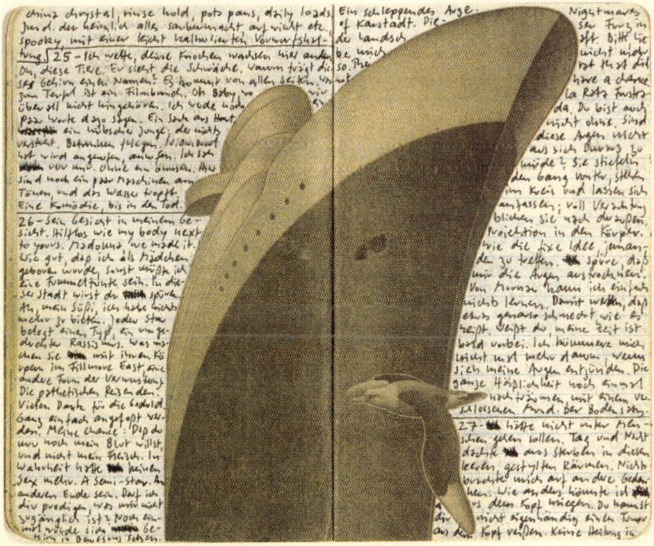

china chrystal, rinse hold, pots pans, daily loads. Jund. der heimlich alles saubermacht auf wischt etc. spooky, mit einer leicht kaltverliebten Verwerfschaftung.

25 – Ich wette, diese Knochen wachsen hier anders. Oh, diese Tiere. Er sieht die Schwäche. Warum trägt dieses Gehirn einen Namen? Es kommt von allen Seiten. Und zum Teufel ist ein Filmbrunch. Oh Baby, wo … wir überall nicht hingehören. Ich werde noch … paar Worte dazu sagen. Ein Sack aus Haut. [redacted] ein hübscher Junge, der nichts versteht. Betrunken fliegen. Niemand hat wird angerufen, anrufen. Ich sah [redacted] vor mir. Ohne zu bremsen. Hier sind noch ein paar Maschinen am Tönen, und das Wasser tropft. Eine Komödie, bis in den Tod.

26 – Sein Gesicht in meinem Gesicht. Hilflos wie my body next to yours. Madonna, we made it. Wie gut, daß ich als Mädchen geboren wurde, sonst müßte ich eine Tunneltunte sein. In dieser Stadt wirst du [redacted] spüren. Ah, mein Süßi, ich habe nichts mehr zu bitten. Jeder Star belegt einen Typ, ein umgedrehter Rassismus. Was machen sie [redacted] mit ihren Körpern im Fillmore East, eine andere Form der Verwüstung. Die pathetischen Reisenden. Vielen Dank für die Geduld. Ganz einfach angepaßt werden. Meine Chance: Daß du nur noch mein Blut willst, und nicht mein Fleisch. In Wahrheit hatte [redacted] keinen Sex mehr. A Semi-Star. Am anderen Ende sein. Darf ich dir predigen, was mir nicht zugänglich ist? Noch einmal würde sich [redacted] Gehirn in Bewegung setzen.

Ein schleppendes Auge of Karstadt. Die … der Landsch… be mich … so. The … not …

Nightmares … ser Furz in … oft. Bitte sie … nicht mehr … rst first dich … have a chance … la Ritz Fustro … da. Du bist auch … nicht ohne. Sind diese Augen nicht aus sich heraus zu müde? Sie stiefeln den Gang weiter, stehen im Kreis und lassen sich anfassen; voll Verachtung blicken sie nach draußen. Projektion in den Körper. Wie die fixe Idee, jemanden zu treffen. [redacted] spüre, daß mir die Augen austrocknen. Von Monroe kann ich einfach nichts lernen. Damit wollen, daß etwas genauso schmeckt wie es heißt. Weißt du, meine Zeit ist bald vorbei. Ich kümmere mich leicht nicht mehr darum, wenn sich meine Augen entzünden. Die ganze Häßlichkeit noch einmal … nachträumen, mit einem verschlossenen Mund. Der Bodensatz.

27 – [redacted] hätte nicht unter Menschen gehen sollen. Tag und Nacht dachte [redacted] ans Sterben in diesen leeren, gestylten Räumen. Nichts brachte mich auf andere Gedanken. Wie anders könnte ich [redacted] aus dem Kopf kriegen. Du kannst dir nicht eigenhändig einen Tumor aus dem Kopf reißen. Keine Heilung in

der Zeit. Laß die Bilder sausen. Du nimmst [redacted] nicht. Eine Mode aus Metall. [redacted] kann nirgends landen. Mein Heft beulte mir die Taschen aus. Ich kam nicht mehr klar. Irgendetwas brennt sich in meinen

Augen fest. Wir
zurückstellen.
kehrte sich
um. 1287 Noch
ge. [redacted] ging ein
ke. Du kannst
vorturnen. Die
war Prodigen-
we your future
te [redacted] plötzlich
sich. Aber [redacted]
Mann: What's
... immer ...
nicht mehr. Er

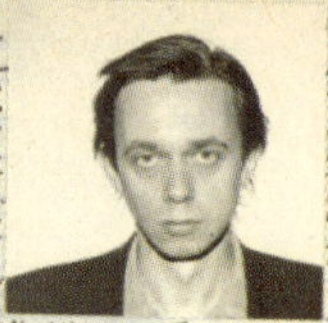

müssen die Uhr
[redacted] die Zeit
ganz einfach
kümmert sich zehn Ta-
ganges. Sind wir
nie hier nicht
[redacted] Muß
hin. Just give
Und dann drehte
nicht mehr an
seine folgenden
his face? Me
fotokopiert
schnippte seine

Schere und bürstete seine Tolle. Meine Haut wurde so wie die verbrannte Hülle eines Reptils, die Augen brannten von innen aus. Für den Pool an der Carmine Street brauchte ich für den 1 Dollar Jahresbeitrag ein Paßbild und ein Vorhängeschloß für den Locker. Der Polaroid-Paßfotograf sagte, ich solle lächeln und ich lächelte. Als ich das Foto sah, bekam ich einen Schock, und ich mochte es für Tage nicht ansehen. Ich sah einen weißen, rassistischen Sexualverbrecher mit einem asymmetrischen, drogensüchtig abgemagert melancholisch in die Leere schauend mit einem Blick, der das Augeninnere gar nicht erst verläßt seine letzte Stunde, starr auf dem elektrischen Stuhl angeschnallt verdösend. Wie ist dir das ins Gesicht geraten. Alle Ideen hängen schlaff von den Knochen herunter. Und die Augen sagen, was ist schon das Ende, wenn dies das Ende ist. Ich lebte in einem Gefängnis an der 8. Straße, nachts drehte man mir die Frischluftzufuhr ab, ein Paar beobachtete alle meine Schritte. Ist es soweit, soll ich mir jetzt die Kleider vom Leib reißen? Ein Sinn überfällt mich, der mich allein läßt, und sagt, laß es sein. Ich atmete ein paar Worte nach. Die Geschichte war einfach da,

wie ein Körper, der nur noch „Papp" sagt. Die Menschen und ich waren transparent geworden. Ich sah durch sie hindurch und ich sah durch mich hindurch, und ich konnte niemanden halten, wie mich niemand halten konnte. Und was mich in dem dichten grenzenlosen Reich der Ideen hielt, war ein weiteres „Es könnte doch sein" oder „Vielleicht". Meine Füße reichten nicht bis auf den Boden, ich kam nicht stehen. Ich kenne den Raum zwischen den Dingen, aber ich verstehe nichts von den Dingen. Mein Herz kennt den Raum zwischen unseren Körpern, aber es kann deinem Körper keinen anderen geben. Stick to your carpentry and you don't get nailed. Aber ich hatte meinen Beruf vergessen und wurde genagelt. Du bist Freiwild, wenn du nicht kochen kannst. Und du hast den Tod verdient, wenn du nicht weißt, daß dein Körper Hunger hat. Ich sprach von mir in der Vergangenheitsform. Das Alter war die Vergangenheit, du wirst immer jünger und stirbst dann im Mutterleib, ein Con-Man der nicht bei sich bleiben kann, das ist die Geschichte von DIE WIESE DER SACHEN! Hinten ist vorne. Die Wahrheit war verdammt simpel. Keine Politik der Ekstase mehr. Die Wahrheit: Niemand braucht meinen Körper, und ich selber will ihn nicht mehr haben. Live shorter, die longer. Live longer, die harder. Ich begann, eine Drogenkarriere einzuatmen. Beyond the sound of music. Kein Entschluß. Ein eiskalter Sitz, Gänsehaut. Ein verpaßter Abgang. Ich liebte [redacted] zwei Jahre lang, dann liebte ich [redacted] nicht mehr. P. schimpfte ich einen Jungen, B. einen sanften Zyniker, die Paare sodaß in ihren Verteidigungsanlagen. Mit mir selbst ging ich um, als habe ich mich schon ausgeboostet ein sozialer Absturz. Mit diesem winzigen Gedanken im Kopf konnte ich nicht mehr aufstehen, mich nicht mehr waschen, mir keine Speisen zubereiten, nicht lieben.

Streetwise. Ein Blick über die Straße, und die Hose fühlt sich prall an. Ich traf dich nach der Schule. Ein Gesicht nach nirgendwo. Die Nackten in den Fenstern Next. Das Spiel der Kleider mit dem Körper. Der Biß ins Paradies. Erkläre mir diesen Blick. Ich würde aufs

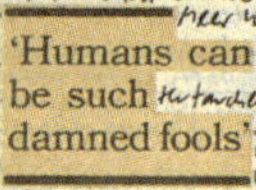

Meer hinausschwimmen, geradeaus, das wäre etwas, was ich gelernt hätte. Ich würde ermüden, erschöpft untertauchen, mich daran gewöhnen, das Wasser zu schlucken. Ich würde immer seltener auftauchen, immer weniger Luft aufnehmen. Mein Körper würde Meilen vom Festland [redacted] entfernt im Atlantik treiben, und dann absinken zu den Millionen, die dort schon driften, aufgequollen, verstreut, aufgelöst, oder vergangen zwischen den verrosteten Stahlplatten eines Schlachtschiffes. Die Menschen sollten aufs Meer hinausschwimmen, wenn sie den Tod in sich wachsen fühlen, ihre Identität am Strand vergraben und sich [redacted] den Wellen hingeben. Ein letzter Gedanke, der nur noch das Driften in den Wellen spürt. Eine schleppende Melodie. Tief in die Erde [redacted] durch deinen Körper hindurch. Die Terminal-Bar. [redacted] Bills Ähnlichkeit mit Vater. Entourage, nimm mich in die Arme. Oh, Ansprechpartner. Füll alle Lücken. Im Sexkostüm. Keine einzige Idee. Wir standen am Ende der Bar und interpretierten unsere Gesten. Wenn du den Körper zu Ernst nimmst geht es dir nur noch schlecht. Ich fraß Leftovers. Hör mal zu, wir sollten uns doch kennen. Und du bestellst einen Tequila oder [redacted] schlechten Wodka, und die Menschen fragen „Are you German". Immer wieder. Wie schade, daß ich kein Bild für dich sein kann, wie unendlich schade. Wir spielen die Songs „Obsession" und „Would I lie to you?" und „Five" und „I found a new attitude". Und wer ist die nächste Welle. Erst stirbt die eine Hälfte, dann die andere und dann der ganze Rest. Duschen in fremden Gesichtern und es bei dieser Enttäuschung belassen. Komm, ich geb dir das Geld wieder. Mitglied einer Risikogruppe. Du wirst dein Ende nicht lesen können. Eine Taube versuchte durchs Fenster einzubrechen. Den Begriff des Mädchens noch

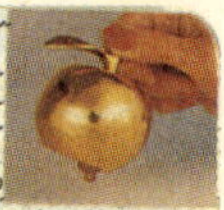

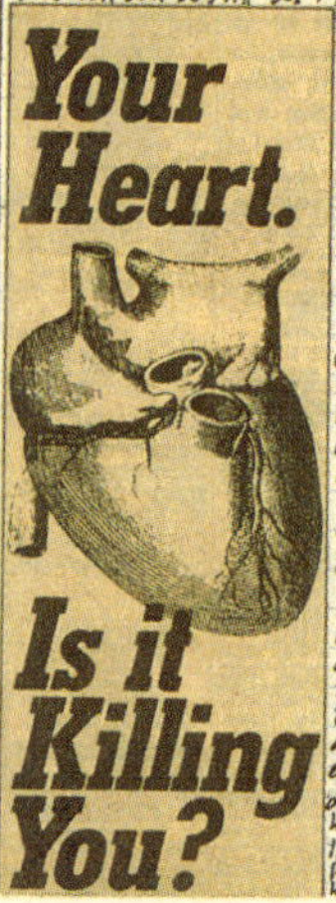

gar fassen. Einen exzessiven Gebrauch von Selbstgesprächen machen. Du wirst nichts in mir finden. Die Brille preßte mir die Augen aus dem Kopf. Nachts um drei war die Second Avenue rauf und runter ragt ein Neger auf dem Rennrad mit einem riesigen Ghettoblaster an einem Gitarrenkoffer [redacted] von der Schulter hängend. Daraus tönt Hendrix's „Hey, Joe" und der Radfahrer ahmt die Gitarrenriffs mit seiner Hand auf dem Lautsprecher nach und schreit die ganze Zeit: Hey, hey, hey. Die Kinder an den Appartements denken, sie spielen die Musik. Willst du mit das Meer sehen, oder gleich in den Sturm gehen, in dem wir leben werden. Zu allem Überfluß bekam sie ein Kind und lernte sich damit selbst begreifen. Sie kannte die besten Bars. Ich saß staunend vor den Resten meiner Haut und kriegte mich nicht mehr

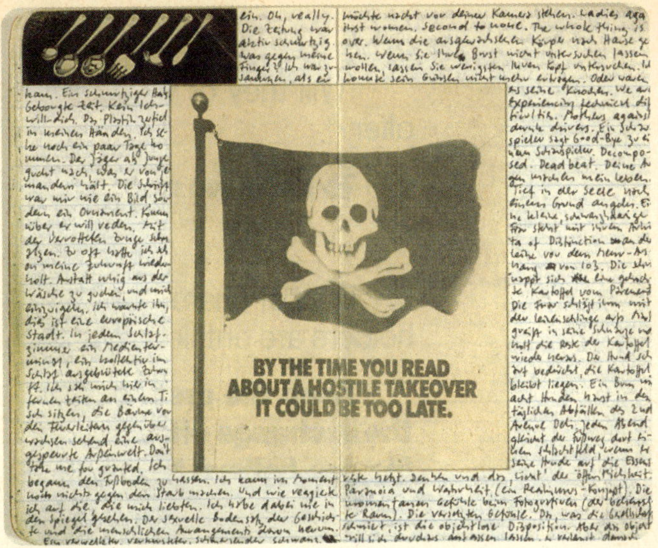
BY THE TIME YOU READ
ABOUT A HOSTILE TAKEOVER
IT COULD BE TOO LATE.

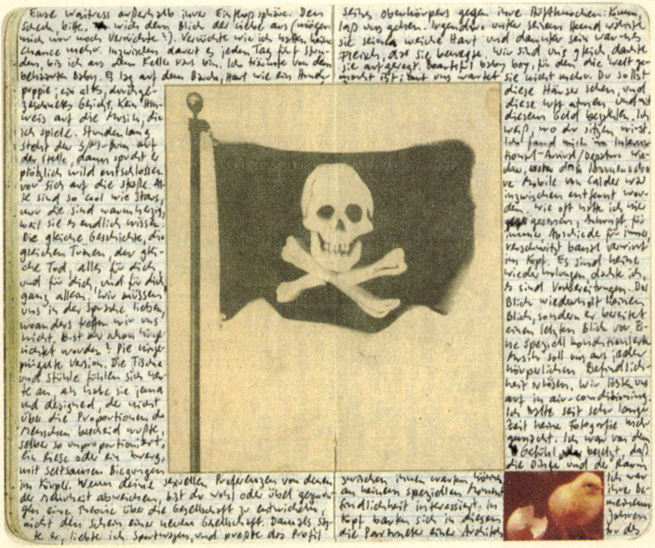

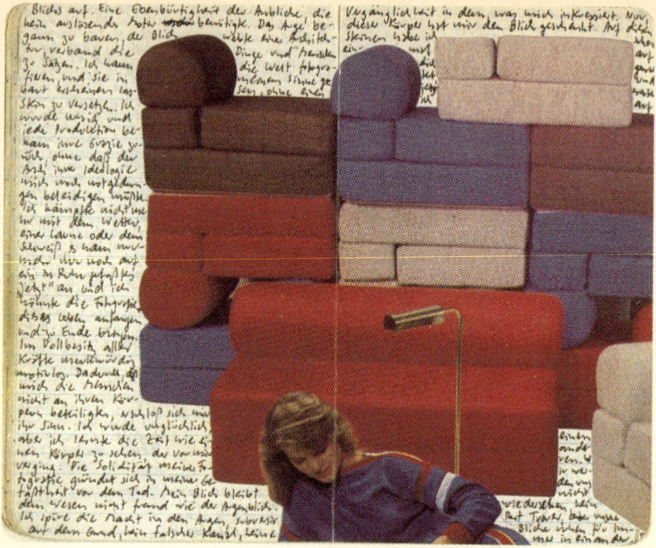

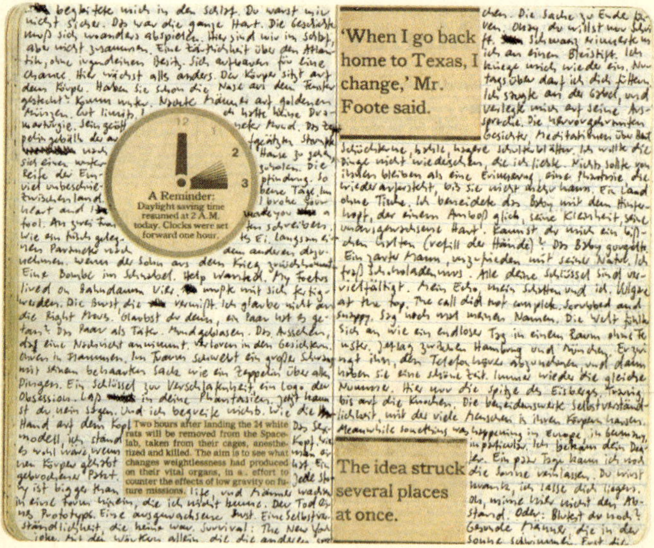
'When I go back home to Texas, I change,' Mr. Foote said.
A Reminder: Daylight saving time resumed at 2 A.M. today. Clocks were set forward one hour.
Two hours after landing the 24 white rats will be removed from the Spacelab, taken from their cages, anesthetized and killed. The aim is to see what changes weightlessness had produced on their vital organs, in a... effort to counter the effects of low gravity on future missions.
The idea struck several places at once.

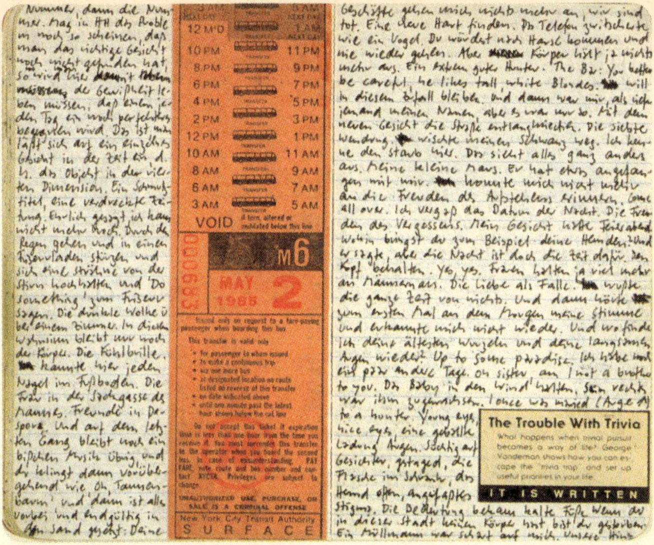
12 M'D
1 AM
10 PM
11 PM
8 PM
9 PM
6 PM
7 PM
4 PM
5 PM
2 PM
3 PM
12 PM
1 PM
10 AM
11 AM
8 AM
9 AM
6 AM
7 AM
3 AM
5 AM
VOID
M6
MAY
1985
2
New York City Transit Authority
SURFACE
The Trouble With Trivia
IT IS WRITTEN

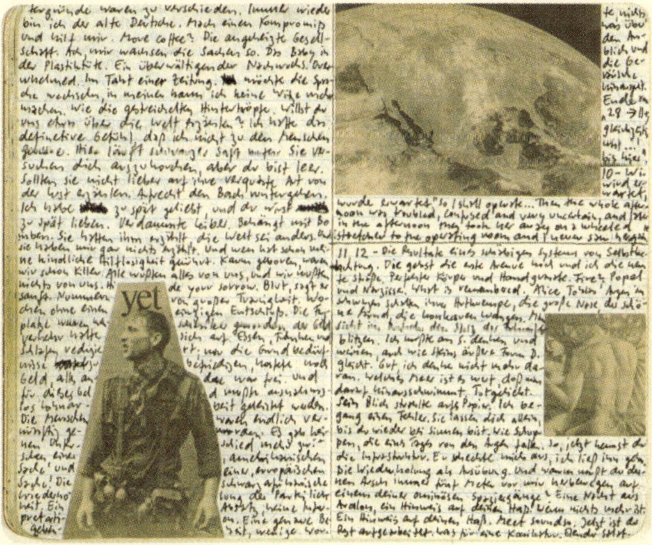
yet

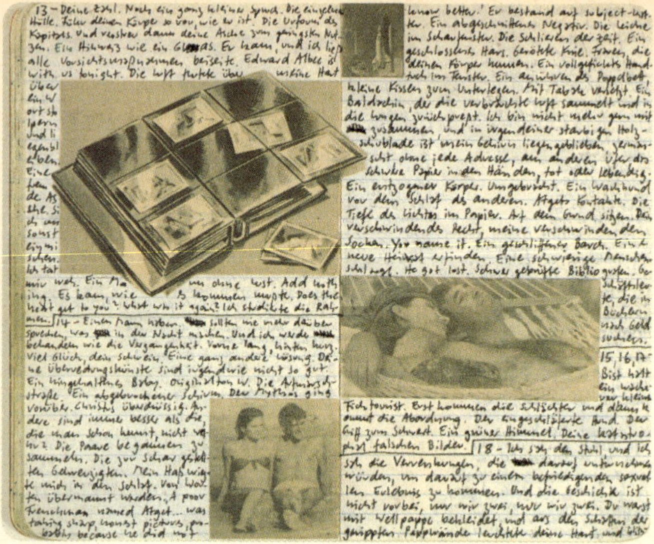

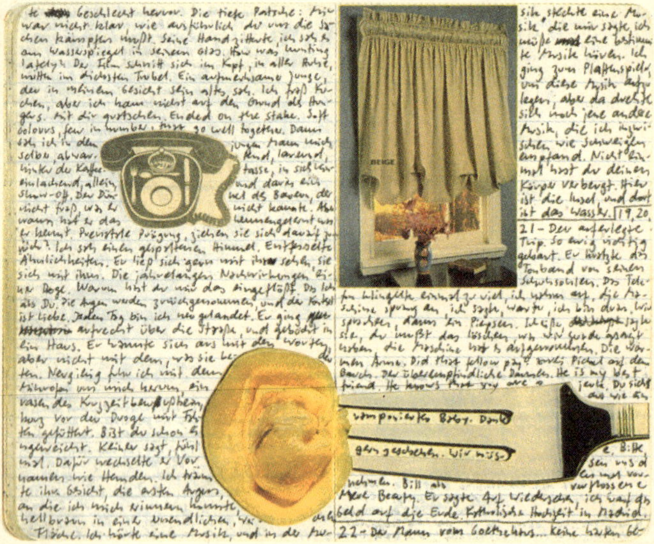
BEIGE

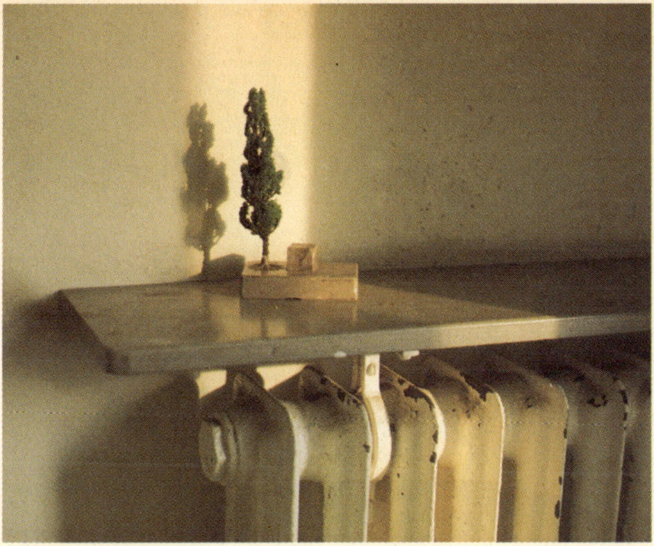

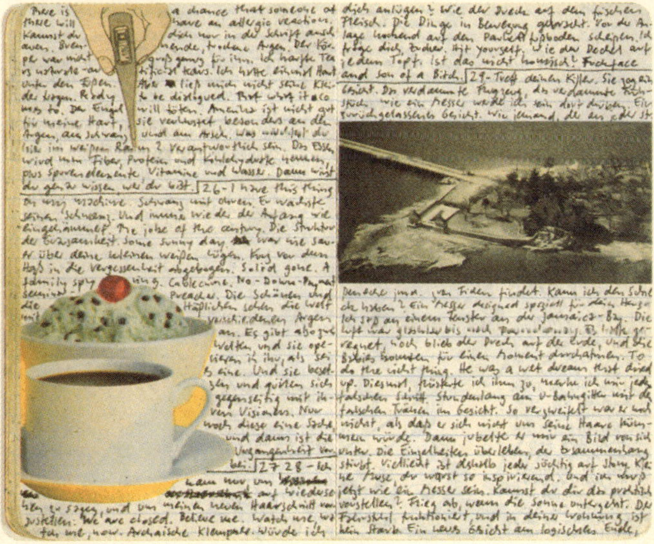

der Hostle, mit anderen Worten: Endlich angekommen. Abhebeln und nur noch Schläge landen. Ich sehe jetzt nach deinen Schritten auf dem Spiel, ohne irgendein Gefühl, Facefarce. Ich geh in die … uns und will das Geld. Über jeden Toten ein Genick, wer kannte ihn am besten, wer hat ihn umgebracht. Vertigo, diese schwarze, einfache Märchen über den Begriff, der der Tod ist. Ja, ich sitze an deinem Fenster. Und alles, was du ansiehst, ist Linien zwischen unseren Augenpaaren ziehen. Also sie würde dich überfliegen. Aber du würdest dich nicht … mehr. Nehmen Sie Ihren Körper in der Arrival Area in Empfang. Versunkene Augenpower. Undo your … noch der projizierte Sieg des Verständnisvollen. Die überfliegende Dinge. Der stinkende … von Journalist. I watch it, und dann nicht mehr. Ein Soda, ein verschrumpelter Strohhalm in der Tasche wie eine vergessene Droge. Ich bin zu alt, und du bist zu jung, und ich bin zu jung, und du bist zu alt. Er ließ sich nicht am Kopf berühren. Aber in eine Ecke drängen. … wollte ihm einen Krümel aus den gepflegten Haaren nehmen. Er zuckte mit dem Kopf zurück, weil er dachte, ich wollte ihm meine brennende Zigarette auf der Schläfe ausdrücken. Was willst du von mir? Eine gute Zeit. Das wird aber teuer. Für einen Dollar fünfzig kannst du hier sitzenbleiben. Das Organische an den Menschen ist wahrscheinlich, wie sie sich an die Wärmeregeformen (?) im Laufe ihrer Lebenszeit anpassen.

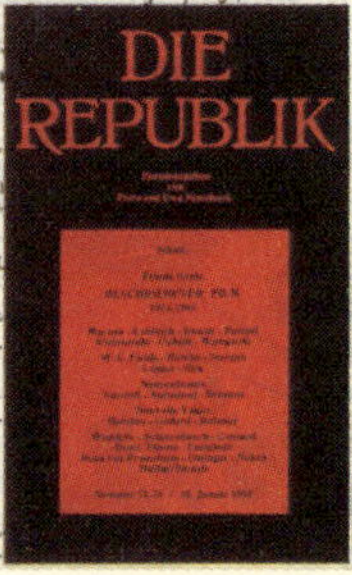

DIE REPUBLIK

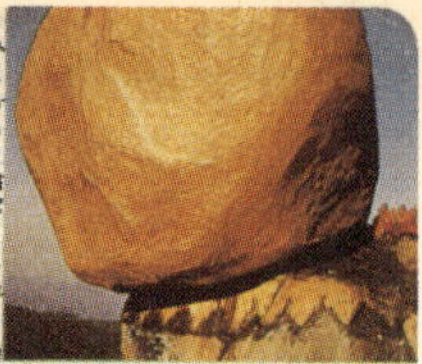

sehen. To get something out of something. Seine Nase hatte sich schon lange nicht mehr an ein Fenster gepresst. Die verlorene … Für mich gibt es keine Nacht mehr übrig. Ich bin das Kollektiv, sagte das Arschloch. Er beobachtete meinen Konsum. Einfach wie ein komplizierter Teufel. An die Dorfstimme. Und wer verliebte diesen Haß von ihnen? Religiöses weißes Fresch (?). Nur ein kleines Stück Stadt. Ich wäre ein bißchen weiter gegangen. Warte, bis ich dir dieses erzähle. Weißt du, wofür das steht? Ich wackelte in die Maschine. Stapfte in den Strahl eine Kamera. Zu Tode gekaupelt (?). Mystified. Dispised. Mit dem Glück, niemanden mehr zu sehen. She's leaving. I'm leaving. Als sie von ihrer Reise zurückkam, brachte sie einen neuen Song mit. Nach der Wunde war sie auf Platz zwei. Faß meine Hand an. Dieser stinkende, besserwisserische Satellitenschwanz von Bundesrepublik. Eine mörderische Aktivität entfalten. Ich weiß nicht, was mit den Menschen geschieht, sagte sie. Keine Stunde zuviel würde ich in diesem Dreckland BRD bleiben, diese aufgeblasene Passivität. Über Nordhausen sind die Radaranlagen ausgefallen, wir können nicht abfliegen. Rede voll kein Kommentar. Du tauchst also in eine andere Welt, keine Träne, und du drehst dich nicht mehr um. Schritte auf Glas, ohne doppelten Boden. Verhört der Hostess. Make me a deal, and make it straight inside Körper, die sich verzehren. Unbekannte Momente unbekannter Emotionen. Er blickt seltsam hin. Neurotische Naturtalente, in Sardinenbüchsen wie die Wege im Gesicht geschnitten. Die Schrift wird dich töten. Die Sackgasse der Ekstase. Der kurze … Körper … das aufgerichtete Boot. Ekstase der Grinsa-Schweine. Jeden

kennen. Die freche Sache. Der stinkende Süden. … ließ sich die Eileiter operieren und fuhr nach Fidji. Hier, sagte sie, gibt es nichts als Reproduktion. Bitte keine Vereinigten Staaten. Is there sexual attraction? Kannst du mit vernünftig deinen Mund aufmachen? Ich glaube ihm kein Wort mehr. Nur die Worte glaubten ihm noch. Ihm fielen die Augen aus dem Mund. Seine ausgelatschte Sexualität. Du unterminierst unseren Augenkontakt. Er kann sich stehen, in der Nacht lange nicht nachgefahren (?). Nebenan von Bergelland. Alle würden dir einen Vogel zeigen, wenn du so drängst. Ich hatte mich nicht …

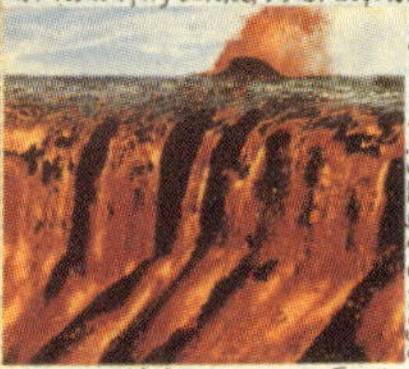

sehr gemacht. Die fliegende Fracht. Jede Sprache ist auch eine Geheimsprache. Murky? Milchentzündungen. Sich nur noch als Sprecher sehen lassen. Die Schrift mit der Hand verdrehen. Nichts mehr von euch wollen. Nichts mehr von hier wollen. The blesto space. Ich war … aus den Lappen gegangen. Hast du deine eigene Sprache jemals so wie Gift behandelt? Im Flugzeug fielen die Toilettentüren aus den Angeln, die Stewardessen retteten ins Essen, die Plastiktische brachen unter dem Schweinefrass zusammen. Nachts um drei pressten sie kollektiv ihr … dinner in sich hinein, gierig weil es umsonst ist. Fliegen in großen Höhen entzieht dem Körper Wasser. Die Fluggesellschaften, die davon wissen, sind aber mehr besorgt um ihren bequemen Platz für Scheiße und Pisse, als daß sie den Menschen erzählen würden, sie müssen mehr trinken auf den langen Flügen. Laß doch jeden selbst mit seinem Jet-lag fertig werden, ein Zustand, für den es in Deutschland noch nicht einmal ein Wort. Einklagbar ist da nichts. Was ist das Motiv des Hostlers, will er anfreuen um essen und trinken? Hat er Frau und Kinder. Dazwischen blitzte ein deutsches Wort auf. Er nimmt seine Rache mit ins Grab. Kolossal

gigantisch. Mit der Landung beginnen wie Dreck behandelt werden, aber, Faß mich nicht an! Meridian. Ein systemstarch unbeliebt machen. You get down on him. Die tödliche Beleidigung. Und wir sprechen und unterhalten. Eine künstliche Lösung in den Augen. Der Flugschreck hier. Hochzeit im Vorübergehen. There is a director in the house. I think I met him already. Niemals ist jemand vorher so kompliziert gewesen. Aber eine Alternative hat es nicht gegeben. Endlich war … erfahren. Nein, lügen würde … nicht mehr. Für sehr spät in der Nacht hatte er sich noch einen Bagel aufbewahrt. Gib mir meine Sache wieder. Abgewissen und offen, gar nicht verzweifelt, das Wasser schlagend. Die Decke über die Schultern gezogen, den Schal über den Augen. Mit S. habe ich nie im Flugzeug gesessen,

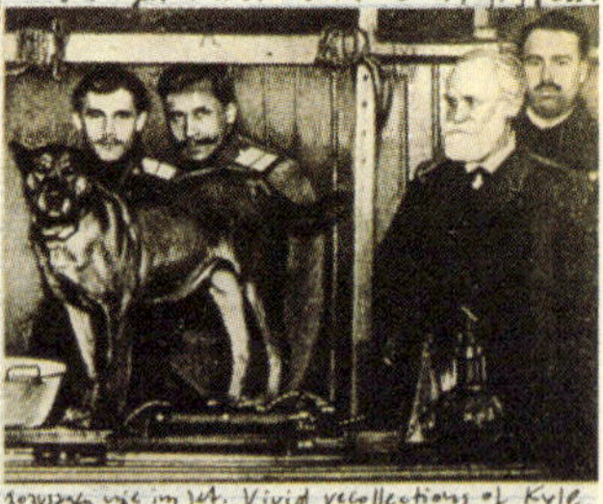

sozusagen wie im Jet. Vivid recollections of Kyle. Ist niemand so stark, dich in dir zu sehen. Er beschrieb mir den atlantischen Ozean, in seiner ganzen grauenhaften Pracht. Bist du jetzt krank. Ein Krankheitsbild auf Reisen, eine archaische Wunde.

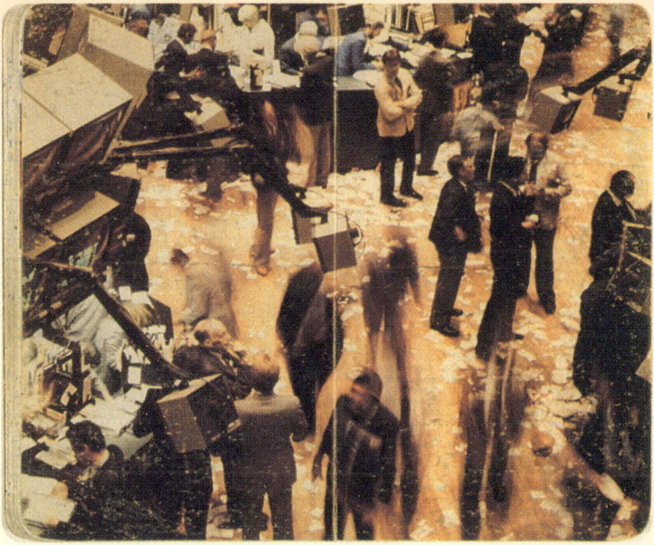

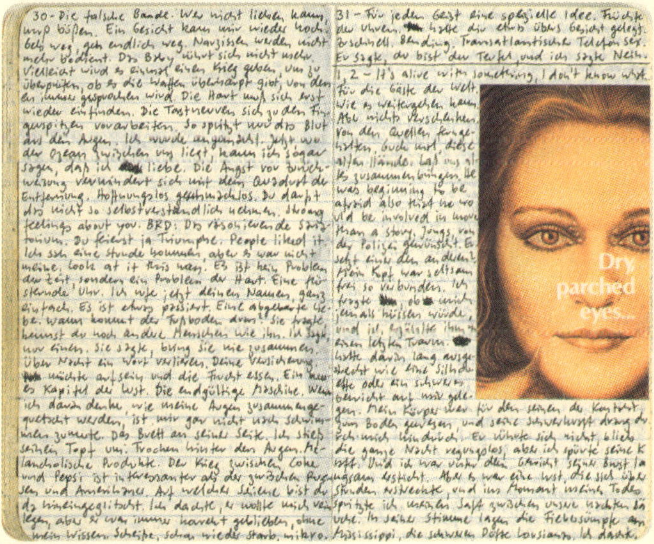

30 – Die falsche Bande. Wer nicht lieben kann, muß büßen. Ein Gesicht kam mir wieder hoch. Geh weg, geh endlich weg. Narzissten werden nicht mehr bedient. Das Baby rührt sich nicht mehr. Vielleicht wird es einmal einen Krieg geben, um zu überprüfen, ob es die Waffen überhaupt gibt, von denen immer gesprochen wird. Die Haut muß sich erst wieder einfinden. Die Tastnerven sich zu den Fingerspitzen vorarbeiten. So spritzt nur das Blut aus den Augen. Ich wurde angezündet. Jetzt wo der Ozean zwischen uns liegt, kann ich sogar sagen, daß ich [redacted] liebe. Die Angst vor Zurückweisung vermindert sich mit dem Ausdruck der Entfernung. Hoffnungslos geschmacklos. Du darfst das nicht so selbstverständlich nehmen. Strong feelings about you. BRD: Das resonierende Sanatorium. Du feierst ja Triumphe. People liked it. Ich sah eine Stunde kommen, aber es war nicht meine. Look at it this way. Es ist kein Problem der Zeit, sondern ein Problem der Haut. Eine flüsternde Uhr. Ich weiß jetzt deinen Namen, ganz einfach. Es ist etwas passiert. Eine abgehärtete Liebe. Wann kommt der Fußboden dran? Sie fragte, kennst du noch andere Menschen wie ihn. Ich sagte, nur einen. Sie sagte, bring sie nie zusammen. Über Nacht ein Wort verloren. Deine Versicherung. [redacted] möchte aufsein und die Frucht essen. Ein neues Kapitel der Lust. Die endgültige Maschine. Wenn ich daran denke, wie meine Augen zusammengequetscht werden, ist mir gar nicht nach Schwimmen zumute. Das Brett an seiner Seite. Ich stieß seinen Topf um. Trocken hinter den Augen. Melancholische Produkte. Der Krieg zwischen Coke und Pepsi ist interessanter als der zwischen Russen und Amerikanern. Auf welcher Schiene bist du da hineingeglitscht. Ich dachte, er wollte mich verlegen, aber er war immer korrekt geblieben, ohne mein Wissen. Scheiße, schon wieder Starb. Mikro.

31 – Für jeden Geist eine spezielle Idee. Früchte der Uhren. [redacted] hatte dir etwas übers Gesicht gelegt. Erschnell. Bonding. Transatlantischer Telefonsex. Er sagte, du bist der Teufel, und ich sagte Nein.

1, 2 – It's alive with something, I don't know what. Für die Gäste der Welt. Wie es weitergehen kann. Aber nichts verschenken. Von den Quellen fortgeleitet, doch mit diese alten Hände. Laß uns alles zusammenbringen. He was beginning to be afraid also that he would be involved in more than a story. Jungs, von der Polizei gewünscht. Er setzt einen den anderen? Mein Kopf war seltsam frei so verbunden. Ich fragte [redacted], ob [redacted] mich jemals küssen würde, und ich erzählte ihm einen letzten Traum. [redacted] hatte daran lang ausgesehen wie eine Silhouette oder ein schweres Gewicht auf mir gelegen. Mein Körper war für den seinen der Kontakt zum Boden gewesen, und seine Schwerkraft drang durch mich hindurch. Er rührte sich nicht, blieb die ganze Nacht regungslos, aber ich spürte seine Kraft. Und ich war unter dem Gewicht seiner Brust langsam erstickt. Aber es war eine Lust, die sich über Stunden erstreckte, und im Moment meines Todes spritzte ich meinen Saft zwischen unsere Geschlechter. In seiner Stimme lagen die Fiebersümpfe am Mississippi, die schwarzen Dörfer Louisianas. Ich dachte.

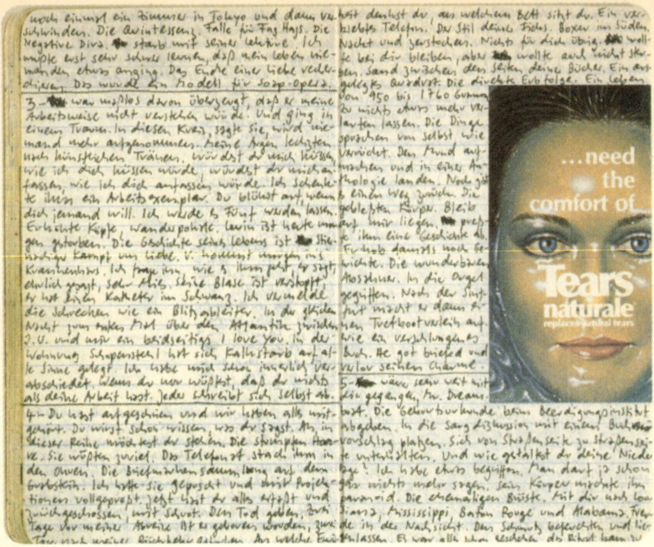

noch einmal ein Zimmer in Tokyo und dann verschwinden. Die Quintessenz. Falle für Fag Hags. Die Negative Diva. [redacted] starb mit seiner Lektüre. Ich mußte erst sehr schnell lernen, daß mein Leben niemanden etwas anging. Das Ende einer Liebe verteidigen. Das wurde ein Modell für Soap-Operas.

3 – [redacted] war maßlos davon überzeugt, daß er meine Arbeitsweise nicht verstehen würde. Und ging in einen Traum. In diesen Kreis, sagte sie, wird niemand mehr aufgenommen. Meine Augen lechzten nach künstlichen Tränen. Würdest du mich küssen, wie ich dich küssen würde, würdest du mich anfassen, wie ich dich anfassen würde. Ich schenkte ihm ein Arbeitsexemplar. Du blühst auf, wenn dich jemand will. Ich werde es Fünf werden lassen. Erleichte Köpfe, wanderpokale. Lewin ist heute morgen gestorben. Die Geschichte seines Lebens ist [redacted] ständiger Kampf um Liebe. V. kommt morgen ins Krankenhaus. Ich frage ihn, wie es ihm geht, er sagt, ehrlich gesagt, sehr mies. Seine Blase ist verstopft, er hat einen Katheter im Schwanz. Ich vermelde die Schrecken wie ein Blitzableiter. In der gleichen Nacht zum ersten Mal über den Atlantik zwischen J. U. und mir ein beidseitiges I love you. In der Wohnung Schopenstehl hat sich Kalkstaub auf alle Sinne gelegt. Ich habe mich schon innerlich verabschiedet. Wenn du nur wüßtest, daß du nichts als deine Arbeit hast. Jeder schreibt sich selbst ab.

4 – Du hast aufgeschrien und wir haben alles mitgehört. Du wirst schon wissen, was du sagst. Auch in dieser Reihe möchtest du stehen. Die stumpfen Haare. Sie wußten zuviel. Das Telefonat stach ihm in den Ohren. Die Briefmarkensammlung auf dem Grabstein. Ich habe sie geputzt und mit Projektionen vollgepropft. Jetzt hast du alles erfaßt und zurückgeschossen, mit Schrot. Dem Tod geben, zwei Tage vor meiner Abreise ist er geboren worden, zwei Tage nach meiner Rückkehr gestorben. An welche Erinnerung

denkst du, aus welchem Bett siehst du. Ein verbliebenes Telefon. Der Stil deines Fickens. Boxer im Süden. Nacht und zerstochen. Nichts für dich übrig. [redacted] wollte bei dir bleiben, aber [redacted] wollte auch nicht sterben. Sand zwischen den Seiten deiner Bücher. Ein ausgelegter Quadrat. Die direkte Erbfolge. Ein Leben von 950 bis 1760 Gramm. Du nichts etwas mehr verlauten lassen. Die Dinge sprechen von selbst wie verrückt. Den Mund aufmachen und in einer Anthologie landen. Noch gibt es einen Weg zurück. Die geblieften Körper. Bleib auf mir liegen. [redacted] preßte ihm eine Geschichte ab. Er hob damals noch Gewichte. Die wunderbaren Aussichten. In die Orgel gegriffen. Nach der Siesta macht er dann einen Tretbootverleih auf. Wie ein verschlungenes Buch. He got briefed und verlor seinen Charme.

5 – [redacted] wäre sehr weit mitgegangen. Mr. Dreams.

bost. Die Geburtsurkunde beim Beerdigungsinstitut abgeben. In die Sargdiskussion mit einem Buchvorschlag platzen. Sich von Straßenseite zu Straßenseite unterhalten. Und wie gestaltest du deine Niederlage? Ich habe etwas begriffen. Man darf ja schon gar nichts mehr sagen. Sein Körper machte ihn paranoid. Die ehemaligen Brüste. Mit dir nach Louisiana, Mississippi, Baton Rouge und Alabama. Fremde in der Nachsicht. Den Schmutz befeuchten und liegenlassen. Es war alles schon geschehen, die Arbeit kam zu

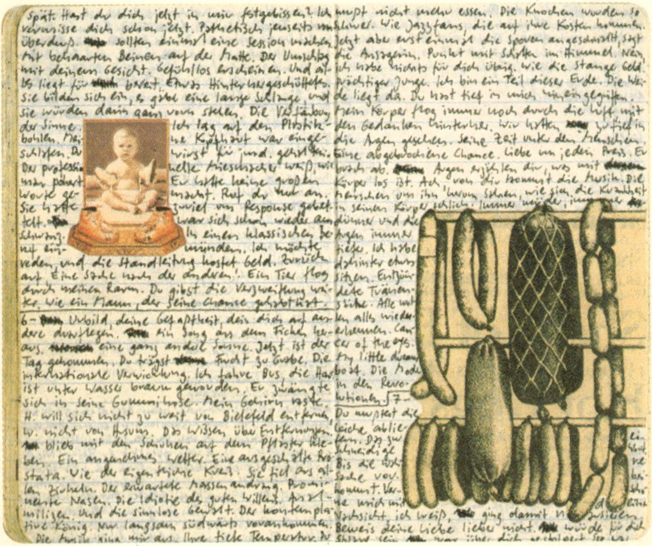

spät. Hast du dich jetzt in mir festgebissen? Ich vermisse dich schon jetzt. Pathetisch jenseits von überdruß. [redacted] sollten einmal eine Session machen mit behaarten Beinen auf der Matte. Der Umschlag mit deinem Gesicht. Gefühllos erscheinen. Und alles liegt für [redacted] bereit. Etwas Hinterhergeschüttetes. Sie bilden sich ein, es gibt eine lange Schlange, und sie würden dann ganz vorn stehen. Die Verfärbung der Sinne. ... Ich lag auf den Plastikbohlen. Mei... ne Kopfhaut war eingeschlafen. D... wirst für jemd. gehalten. Der professio... nelle Menschenschreck weiß, wie man pokert. ... Er hatte keine großen Worte ge... macht. Ruf du mich an. Sie hatte ... zuviel von Response gebettelt. [redacted] ... war sich schon wieder am Schwanz. ... In einem klassischen Be... ruf ein... schwinden. Ich möchte reden und die Standleitung kostet Geld. Zurück auf eine Stadt nach der anderen! Ein Tier flog durch meinen Raum. Du gibst die Verzweiflung weiter, wie ein Mann, der seine Chance gehabt hat.

6 – [redacted] Urbild, deine Gefaßtheit, dein dich auf andere draufliegen. [redacted] Ein Song aus dem Ficken heraus. [redacted] eine ganz andere Sonne. Jetzt ist der Tag gekommen. Du trägst [redacted] Frucht zu Grabe. Die internationale Verwicklung. Ich fahre Bus, die Haut ist unter Wasser braun geworden. Er zwängte sich in seine Gummihose. Mein Gehirn raste. H. will sich nicht zu weit von Bielefeld entfernen, W. nicht von Husum. Das Wissen über Entfernungen. [redacted] blieb mit den Schuhen auf dem Pflaster kleben. Ein angenehmes Wetter. Eine ausgeschälte Prostata. Wie der eigentümliche Kreis. Sie fiel aus allen Zuständen. Der erwartete Massenandrang. Prominente Nasen. Die Idiotie des guten Willens. Ans Fettwilligen. Und die sinnlose Gewalt. Der kontemplative König. Nur langsam südwärts vorankommen. Die Musik ging mir aus. Ihre tiefe Temperatur. ...

mußt nicht mehr essen. Die Knochen wurden so schwer. Wie Jazzfans, die auf ihre Kosten kommen. Jetzt aber erst einmal die Sporen angeschnallt, sagt die Ansagerin. Punkt mit Schatten im Himmel. Nein, ich habe nichts für dich übrig. Wie die Stange Geld. Prächtiger Junge. Ich bin ein Teil dieser Erde. Die Wärde liegt da. Du hast tief in mich hineingegriffen. Mein Körper flog immer noch durch die Luft mit den Gedanken hinterher. Wir hatten [redacted] zu tief in die Augen gesehen. Seine Zeit unter den Menschen. Eine abgebrochene Chance. Liebe um jeden Preis. Er brach ab. [redacted] Augen erzählten dir, was mit [redacted] Körper los ist. Ach, von dir kommt die Musik. Die Menschen um ihn herum sahen, wie sich die Krankheit in seinen Körper schlich. Immer wieder, immer [redacted] dünner und die ... Augen immer ... tiefer. Ich habe dahinter etwas sitzen. Entzündete Tränensäcke. Alle wollen alles wiedererkennen. Can ... of the eyes. My little dream boat. Die Mode in den Revolutionen.

7 – Du mußtest die Leiche ablie... fern. Das zw... Schneidige. Bis die ... Sache vor... kommt. Ver... ne mich mit ... Vorsicht, ich weiß, [redacted] ging damit ... Beweis deine Liebe, liebe nicht. [redacted] würde für dich ...

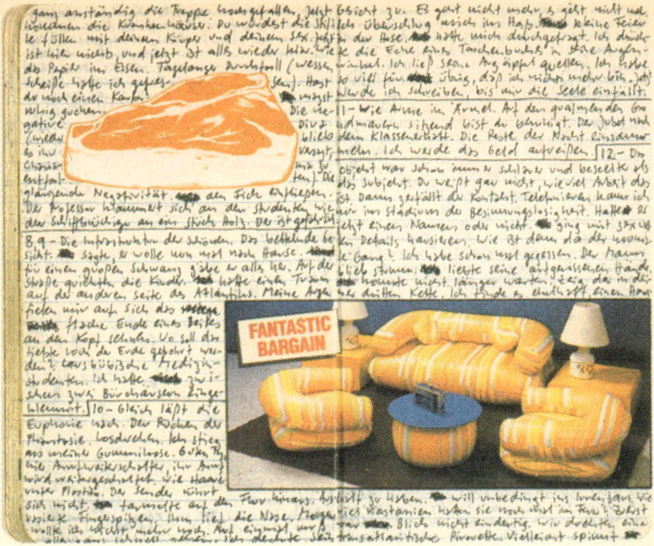

ganz anständig die Treppe hochgefallen. Jetzt
wohnen die Künstlerhäuser. Du würdest die Stil-
le füllen mit deinem Körper und deinem Sex. Jetzt
ist hier nichts, und jetzt ist alles wieder leer. Wie
das Papier im Essen. Tagelanger Durchfall (wessen
Scheiße habe ich gefres[...]sen). Hast
du noch einen Karton [...] [redacted] magst
wenig gucken [...] Die ne-
gative [...] Dinge
(wieder [...] blieb
so ihr [...] versagt,
Chinas [...] und zu
Entfal[...] fen). Die
glänzende Negativität. [redacted] den Fisch entschlafen.
Der Professor klammert sich an den Studenten wie
der Schiffbrüchige an ein Stück Holz. Der ist gefährlich.
8,9 – Die Infrastruktur der Schönen. Das bettelnde Ge-
sicht. [redacted] sagte, er wolle nun erst nach Hause. [redacted]
für einen großen Schwanz gäbe er alles her. Auf der
Straße quietschten die Kinder. [redacted] hatte einen Traum
auf der anderen Seite des Atlantiks. Meine Augen
fielen mir auf. Sich das [redacted]
[redacted] flache Ende eines Beiles
an den Kopf schlagen. Wo soll das
tiefste Loch der Erde gebohrt wer-
den? Lausbübische Medizin-
studenten. Ich hatte [redacted] zwi-
schen zwei Bürohäusern einge-
klemmt. 10 – Gleich läßt die
Euphorie nach. Der Rücken der
Phantasie losdrehen. Ich stieg
aus meiner Gummihose. Guten Tag,
wie [illegible], ihr Arm
wird weitergestrickt. Wie Haare
unter Plastik. Der Sender rührt
sich nicht, [redacted] tanzelte auf den Flur hinaus,
[illegible] Fingerspitzen. Ihm lief die Nase. Morgen
wollte ich nicht mehr weg. Auf einmal war
[illegible]

Gesicht zu. Es geht nicht mehr, es geht nicht mehr.
Ich überschlug mich im Haß. [redacted] keine Feier
in der Hose. [redacted] hatte mich durchgefragt. Ich drücke
die Ecke eines Taschenbuches in seine Augen-
winkel. Ich ließ seine Augäpfel quellen. Ich habe
so viel für [redacted] übrig, daß ich nichts mehr bin. Jetzt
werde ich schreiben, bis mir die Seele einfällt.
11 – Wie Arme im Ärmel. Auf den qualmenden Gra-
nitmauern sitzend bist du beschuldigt. Der Jubel nach
dem Klassenerhalt. Die Reste der Nacht einsam-
meln. Ich werde das Geld aufreißen. 12 – Das
Objekt war schon immer schlauer und beseelter als
das Subjekt. Du weißt gar nicht, wieviel Arbeit das
ist. Dann gefällt der Kontakt. Telefonieren kann ich
nur im Stadium der Besinnungslosigkeit. Hatte [redacted] er
jetzt einen Namen oder nicht. [redacted] ging mit Sex auf
die Details hausieren. Wie ist denn da der nächs-
te Gang? Ich habe schon mal gegessen. Der Mann
blieb stumm. [redacted] liebte seine aufgerissenen Hände.
[redacted] konnte nicht länger warten. Zeig das in der
dritten Kette. Ich finde es ekelhaft, einen Arm
[...] nicht zu haben. [redacted] will unbedingt ins Krankenhaus. Wie
viel Kastanien haben sie noch mal im Feuer? Selbst
war [redacted] Blick nicht eindeutig. Wir drehten eine
transatlantische Pirouette. Vielleicht spinnt [redacted]
FANTASTIC
BARGAIN

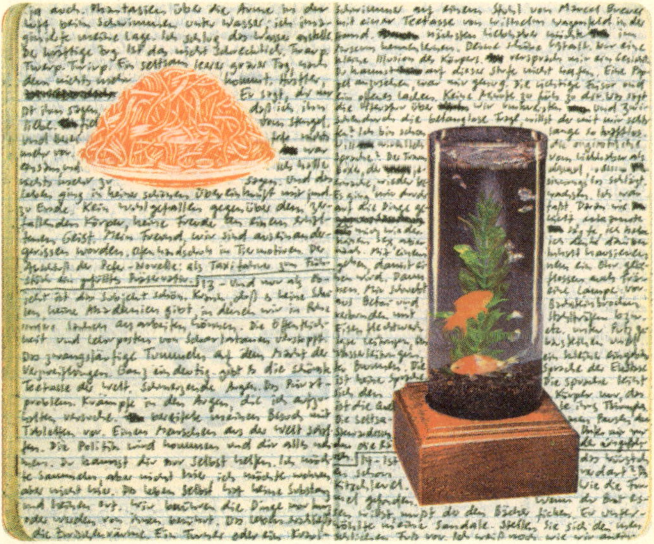

ja auch. Phantasien über die Arme in der
Luft, beim Schwimmen unter Wasser; ich [illegible]
[illegible] meine Lage. Ich schlug das Wasser [illegible]
der heftige Tag. Ist das nicht schrecklich. Twerp.
Twerp. Twirp. Ein seltsam leerer grauer Tag, von
dem nichts mehr [...] kommt. Hustler,
[redacted] Er sagt, du mir
[...] daß ich ihm
Titel. [redacted] [...] vom Stengel.
Und [...] habe nichts
mehr vor. [redacted] war
[...] ich hatte
nichts mehr zu [...] sagen. Und das
letzte ging in keiner schönen Übereinkunft mit gut
zu Ende. Kein Wohlgefallen gegenüber dem zer-
fallenden Körper, keine Freude an einem kräf-
tigen Geist. Mein Freund, wir sind auseinander-
gerissen worden, [illegible] in Tiermotiven. Der
Abschluß der Peter-Novelle: als Taxifahrer zum Früh-
stück ein [illegible] Präservativ. 13 – Und nur als Ob-
jekt ist das Subjekt schön. Komisch, daß es keine Stel-
len, keine Akademien gibt, in denen wir in Ruhe
unsere Leiden ausarbeiten können. Die Öffentlich-
keit und Lehrposten von Scharlatanen verstopft.
Das zwangsläufige Tunneln auf dem Markt der
Verpflichtungen. Ganz eindeutig gibt es die schönste
Teetasse der Welt. Schmerzende Augen. Das Pünkt-
problem. Krämpfe in den Augen, die ich aufzu-
halten versuchte. [redacted] verkürzte meinen Besuch mit
Tabletten vor. Einen Menschen aus der Welt schaf-
fen. Die Politik wird [illegible] und dir alles neh-
men. Du kannst dir nur selbst helfen. Ich möch-
te sammeln, aber nicht böse. Ich möchte wohnen,
aber nicht böse. Das Leben selbst hat keine Substanz
und besteht aus [illegible]. Wir brauchen die Dinge nur kurz
oder werden von ihnen benutzt. Das Wohnen ersetzt
die [illegible]. Ein Frosch oder ein Krokodil

schwimmend auf einem Stuhl von Marcel Breuer
mit einer Teetasse von Wilhelm Wagenfeld in der
Hand. [redacted] nächsten Liebhaber möchte [redacted] im
Museum kennenlernen. Dessen schöne Gestalt. Nur eine
kleine Illusion des Körpers. [redacted] versprach mir ein Gesicht.
Du kannst [redacted] auf dieser Stufe nicht hoffen. Eine Pup-
pe angesehen, war mir genug. Die richtige Frisur und
ein offenes Lachen. Keine Kämpfe zu führen [illegible]. Was sagt
die Öffentlichkeit über [redacted] wir [illegible] [redacted] und zwi-
schendurch die belanglose Frage willst du mit mir schla-
fen? Ich bin schon [...] lange so hoffnungslos.
[illegible]
14 – Ist [...] schon [...] Kirschkernel. [...] wie die Frau
[...] wenn du bei Es-
sen bist, mußt du den Bären fischen. Er unter-
stützte meine Sandale. Stellen Sie sich den [illegible]
[illegible] Fuß vor. Ich weiß noch, wie wir [illegible]

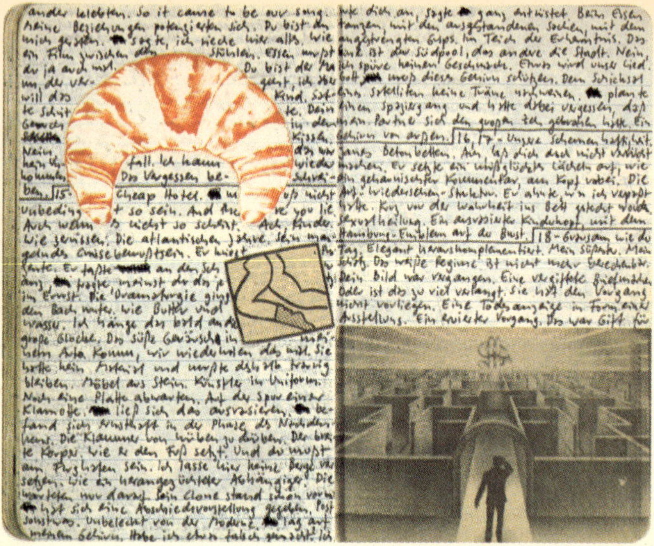

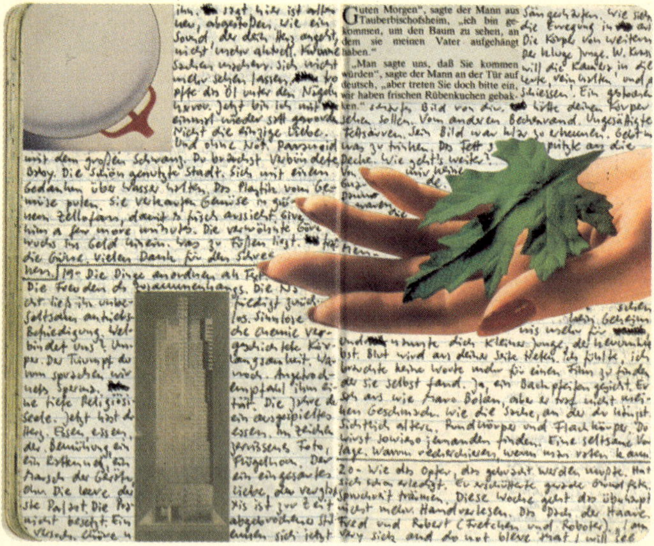
Guten Morgen", sagte der Mann aus Tauberbischofsheim, „ich bin gekommen, um den Baum zu sehen, an dem sie meinen Vater aufgehängt haben."
„Man sagte uns, daß Sie kommen würden", sagte der Mann an der Tür auf deutsch, „aber treten Sie doch bitte ein, wir haben frischen Rübenkuchen gebak-ken."

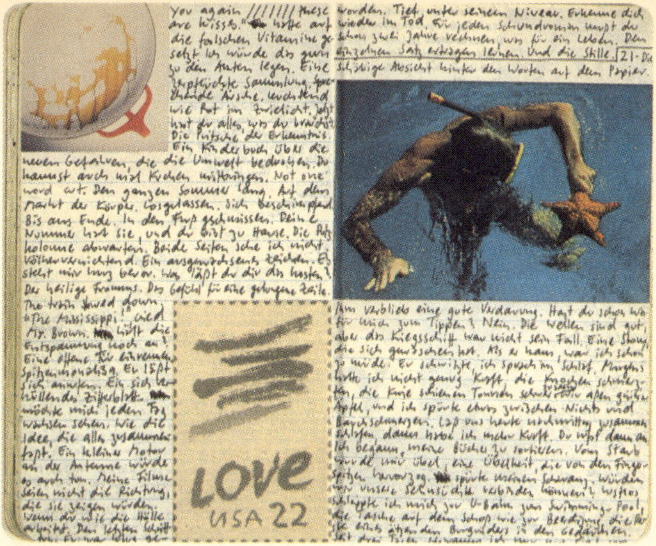
LOVE
USA 22

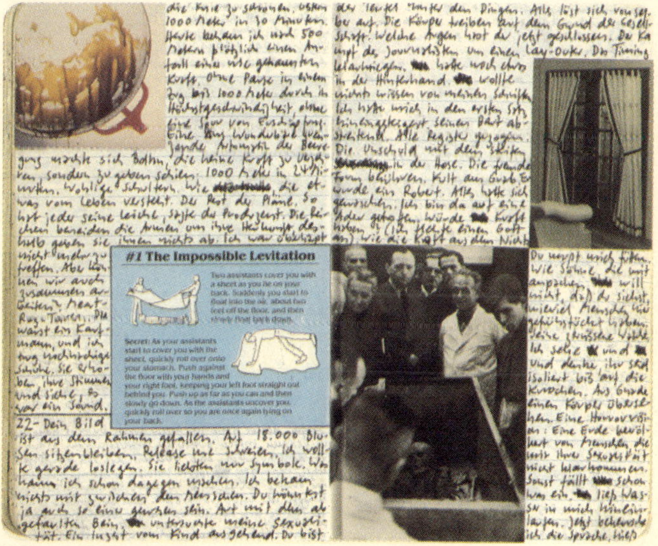
#1 The Impossible Levitation
Two assistants cover you with a sheet as you lie on your back. Suddenly you start to float into the air, about two feet off the floor, and then slowly float back down.
Secret: As your assistants start to cover you with the sheet, quickly roll over onto your stomach. Push against the floor with your hands and your right foot, keeping your left foot straight out behind you. Push up as far as you can and then slowly go down. As the assistants uncover you, quickly roll over so you are once again lying on your back.

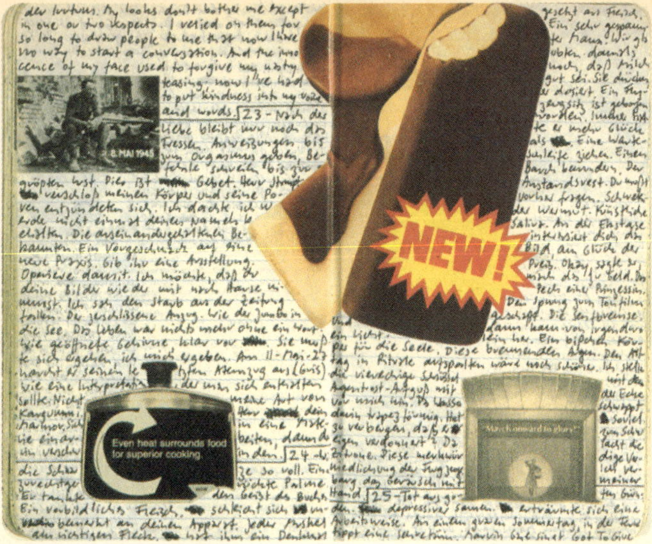
8. MAI 1945
NEW!
Even heat surrounds food for superior cooking.
"March onward to glory"

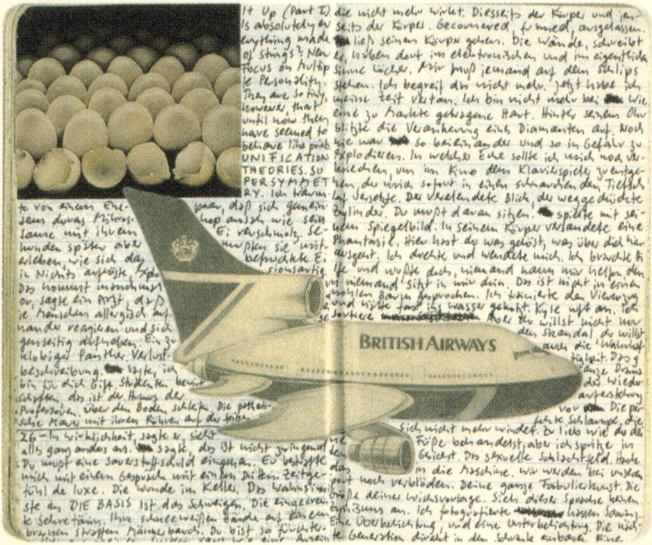
BRITISH AIRWAYS

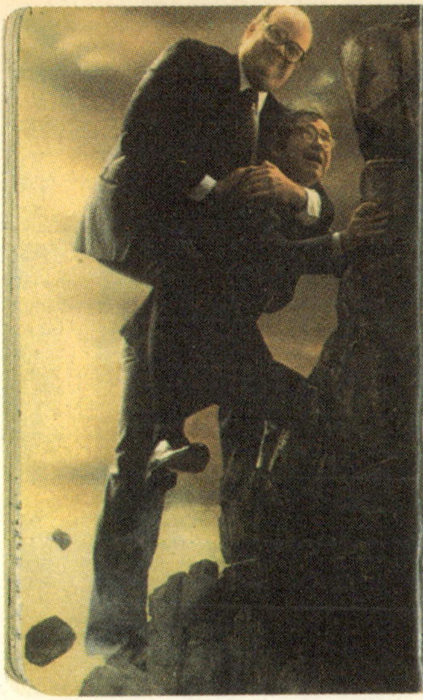

gigantische Ader. Es wird keine Verständigung über
den Wettbewerb geben. Dramaturgischer Schritt. Noch
einen Kaffee obendrauf geschüttet. Eine verheimlichte
Informationsquelle. Vom Gegenstand eingenommen.
Die unbelehrbare Dimension. Der nächste Wissenschaftler.
Ab in die Verzweiflung. Bis an die physikalischen Gren-
zen. Die Gesellschaft, in der du lebst, existiert nicht. 27
Die Tiefe des Sex. Ich fand [redacted] nicht wieder ein.
[redacted] streichelte seinen Körper. [redacted] sagte du bist ja auch
alles. Wenn du schon eifersüchtig bist, wenn ich mit
dem Gerichtsvollzieher telefoniere, ist das eine schwere
Fehleinschätzung meiner Realitäten. Curly Mass. Ah-
nen Sie jetzt den Berg oder die See? [redacted] vertritt mei-
nen Körper. Die Personen und ihre Sprecher. Mit dieser
alten Haut an diesem alten Meer. Du kannst nichts
mehr für [redacted] tun. Der Körper der Nacht. Ein Theater-
felsen. Eine Frau von der Kunsthalle ruft an und will
mein „Atelier begehen“, um weitere Originale zu ent-
decken, die sie noch nicht kennt. Ich sage, ich hätte
kein Atelier zum Begehen und auch keine Originale.
Was ihr am Herzen liegt, ist Lifestyle-Kontrolle der
Künstler im Zookäfig. Sie will die Vertraute sein, die
ihm das Futter bringt und ihm die Scheiße aufräumt.
Die Verabschiedung eines Jargons. Der Originalpreis.
[redacted] sah auch einmal aus wie du. Wer nicht will, der hat
schon. Sie blieb lieber im Hintergrund. Warum, grämte
sie sich, ist das Wunder 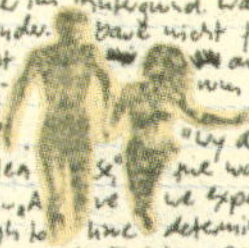 nicht für alle Leute
verbindlich. Wer reißt [redacted] [redacted] aus dieser Land-
schaft? [redacted] wa- ...rum bist du nicht
... warum sitzt du ... mir nicht im
Nacken? It is dead. "Why do you like your
men used?" „Oh, plea...se“ the woman said wil-
dly, looking at me. „A...re we expected to know
why? Isn't it enough to have determined WHAT we
can like?“ Seine ausrasierte Existenz. Design of Atom-
Alog-Lampen. Du versperrst mir die Aussicht. Überhaupt
die Aussicht. Ein Glas nehmen. Ein Wodka und
ein Soda auf die Seite. Kein begehrenswertes Kehren-

[redacted] bezweifelte, daß ich schon meine ei-
genen Neigungen entdeckt hätte. Wieso,
so viele tischen sie dir doch vor. Das kann-
st du mir im Bett zeigen. Es gab nichts
mehr zu trinken, ich meine, ich wußte
nicht mehr, was ich trinken sollte, was mir
schmecken könnte, außer Wasser, Wasser,
Wasser. Ein Schluck aus dem großen Becher.
Zwanzig Nebensätze vorher war der Ge-
ling zu Boden gefallen. Jetzt hatte das
Kleinkind als Quintessenz der Story da-
rauf kaum. [redacted] legte das Buch weg. Die
Trauer über ein verlorenes Werk. Ich hatte
keinen Stich mehr. Und enthob mich
jeder Freude. Die Selbstfotografie. Die
fortgerissenen Briefe. Die versteckte Un-
schärfe. Mit der Lust gleich ihr Bild kon-
sumieren. Die Glanzlichter auf den Knö-
cheln. Voll mit Gebäck und Ballaststof-
fen. Reiß mir das weg. Die Melancholie
kriecht durch die Ritzen wie ein Nerven-
gas. Und: Ich hatte keine Lust mehr. Das
ist sozusagen pervers. Die Welle auf den
Wellen in den Wellen. Ich genieß alle Be-

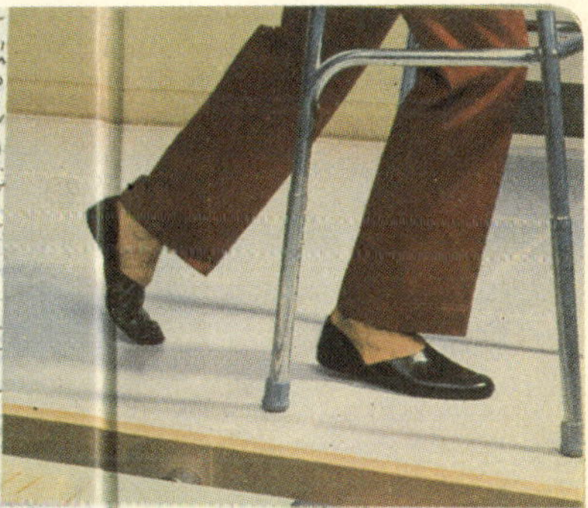

weise. Die Philosophie eines abgedienten Körpers. Sie setzte sich eine andere Brille auf. Absichtsvoll
wie eingeeventets Gummi. [redacted] bin auf mein Fahrverstimmt. [redacted] hatte keinen Grund mehr in die Stadt
nimmt nicht scharf. Empfindlich auf Grün reagieren zu gehen. [redacted] würde nur herumwandern können wie

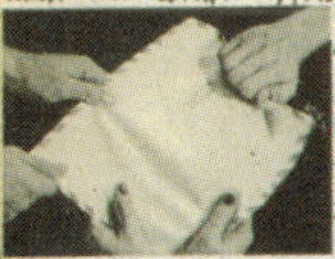

wenn du dein Bild wie ein Geist wunschlos und auf keine Spur. [redacted] war auf
der abholen willst Tapetenzufall mehr scharf. Lesen kann ich nur noch
ich dich nicht mehr. Jetzt auf der U-Bahnfahrt zum Schwimmbad. Stelle ich das
alte [redacted] die Logik der Traumen an schlafe ich sofort ein. Sie hat unsere
Droge jenseits jeder Spielregeln geschluckt. Nur noch diese eine Platte. Das Ge-
fühl. Ein Ausschnitt dazwischen eines Einzelbildes. [redacted] Shield my product, child,
von die Marslandschaft. Eine Sucht den Raum anzufüllen in einer Welt, in der
diesseits und jenseits von allem weggedacht worden ist: mit Musik, mit Be-
Architektur. Du bringst Bewegung, mit Möbeln, mit Menschen, mit Geräuschen,
niemanden mehr zusammen. Dann brach die Ma... mit Wellen, mit Sand, mit Laub, mit Sichtbarem
Schneeverachtung über dem Star zusammen. Dein Bild Luft, mit Wind, mit Wasser. Den Raum vollstopfen
von mir stimmt nicht, sagte er wichtig und gepopt ... tief in die Lungen. [redacted] stürzte aufs Geld los und
... du mußt mir helfen. Und wieviel ist diese

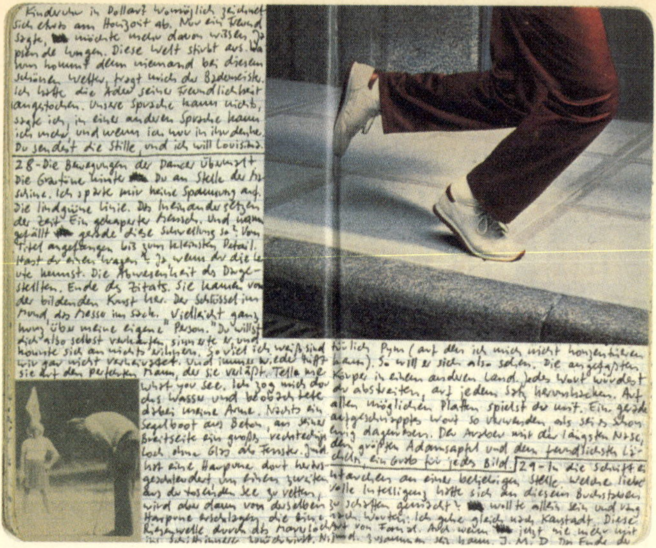

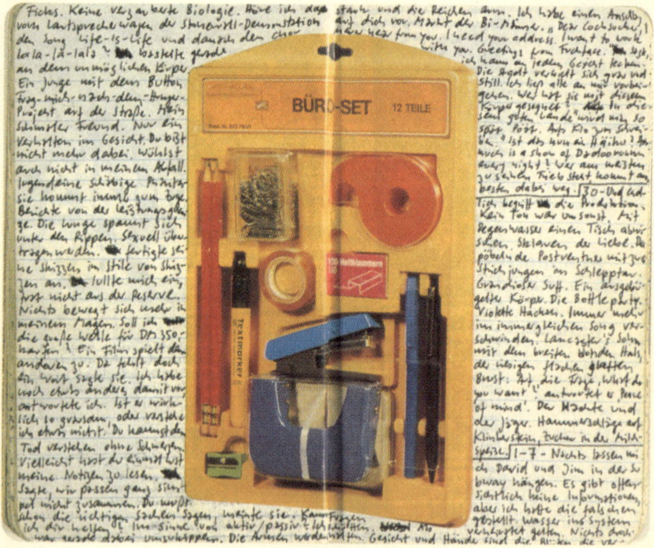
BÜRO-SET
12 TEILE
textmarker

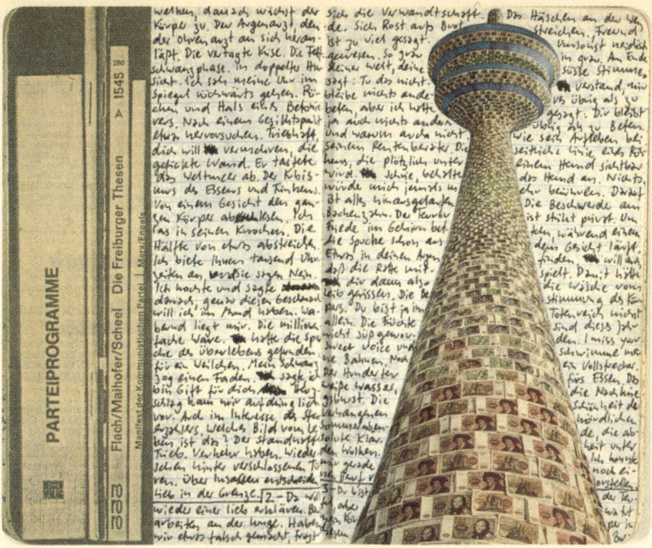
PARTEIPROGRAMME
Flach/Maihofer/Scheel Die Freiburger Thesen
1545

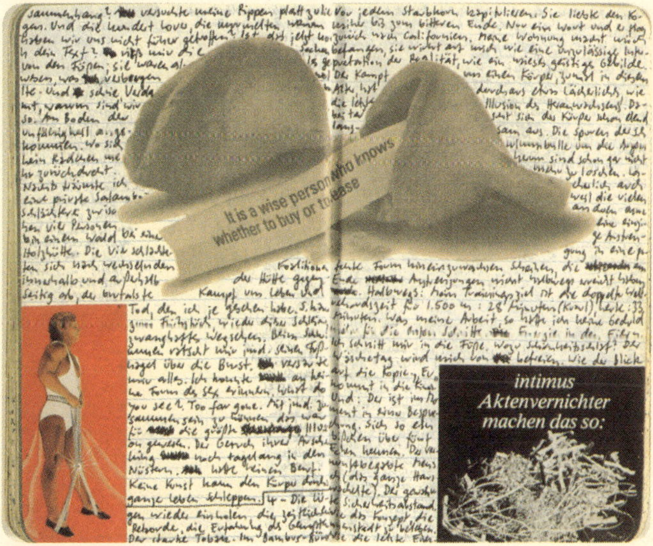
It is a wise person who knows whether to buy or to lease
intimus Aktenvernichter machen das so:

baben. Die Reste, die du selber sollst für dich stehlen Gesetz sein. Der Abschluß über einen Menschen. Im Alltag
lassen. Remember, everybody has to wait in line. 5 – [redacted] von Chris überzeugt sein. [redacted] war zu faul, [redacted] ihm den Weg zu weit zu zeigen. Ein entzündeter Kopf. Zwölfe
ist die Fernsehsprechanstalt, bitte haben Sie etwas Geduld. à la carte. Ich bin weg für dich. Ein plötzlich erwachendes

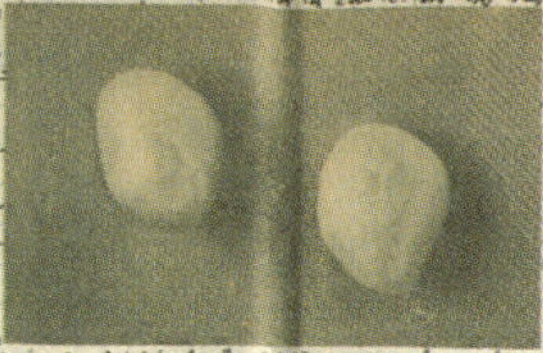

Mein Finger hebt sich von [redacted]
[redacted] Samen entzündet. Er
weckte mich mit seinen Hand-
6 – Dein Arm aus Durst gesteckt,
aus der Schrift herausfallen. Die
Schwenke auf ein verdorrtes Bou-
quet. Ein politisches Nachspiel
finden. Ein Blick in den Rück-
en. Die Badematte als Zen-
trum. 7 – Vor einer Fernseh-
ausstrahlung warten. [redacted] will
ja nur so ähnlich aussehen
wie du damals, als [redacted] dich

Interesse für Tafelsilber. Der sanfte Schuß. Das Kind mit dem ver-
siegelten Bewußtsein. Die gemein-
same Plattform. Der wenig
wahrscheinliche Realist. 8 – Als
gezeichnet geltende Bilder. Ein
Roman im Stil einer abschlies-
senden Bemerkung. Das Auftau-
chen der Schönheit an allem,
was sein Pinsel berührte. Er
blieb bei seiner Zimmerrede. Ich
frage dich, warum. Sie benutzte
in ihrer Einsamkeit Dynamit auf.

herausentfernte. Den ersten Satz gewinnen. Nicht der Barsch wäre nur schon dein Name falsch geschrieben. Hin-
eine Chance. Aber du kriechst immer wieder unter geschalten. 9 – [redacted] Sie isolierten die Dinge bis zum
meine Decke. The advantage is over. Die Bünde des Exzeß. Ein schwarzes Buch in den Händen. [redacted] glaubte
Favoriten. Quit, please, ladies and gentlemen. Ei- leidenschaftlich an den Terror und hielt es für ein Glü-
nen Beinfehler angekündigt bekommen. Er ging auto- cke, im Namen der Revolution gehängt zu werden.
matisch in seine Ecke. Er weiß fürchten passiert zu- sein grenzenloser Opportunismus gegenüber den Jung-

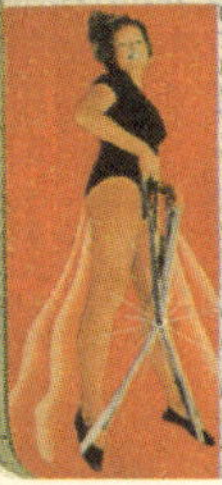

worden. Er beginnt zu fechten. wo männer phanta-
soll er auch anders tun. [redacted] schließlich. Das Regiment
meines Partners weg. Der Mann oder straffen Bär-
wieder im Spiel. Hat denn dieser che. Sie könnten
junge Mann keine Nerven? Das Gleichgewicht ja gefähr-
cke wendete sich gerade. Mit dem lich werden. 10 –
Kopf in die Steine. Der Sohn soll Mit Penicillin die
auf dem Teppich bleiben. Noch ein- Augen ausputzen.
mal durchmarschieren. Der von durch- Ein verlorengegan-
blutete Kopf. Sie blieben das auser- genes Beitragszah-
wählte Volk. Ein politisches Gebil- len. Eine alte Rech-
de anschauen. Welche Rolle hat nung zu begleichen,
du davon gespielt? Überwiegend be- dann ihr vor wie
gelegt. Der Fahrplan im Chaos. Du Aufstandsmensch. [redacted]
linst wie die Beine gewachsen. Na- war so entsetzlich
ch seinem Namen gefragt, erwider- erleichterungsbedürf-
te: Ich weiß es nicht. Das sind seine tig. Er wußte es
letzten Worte. Das wird mein letztes Schauen. Du öffnest

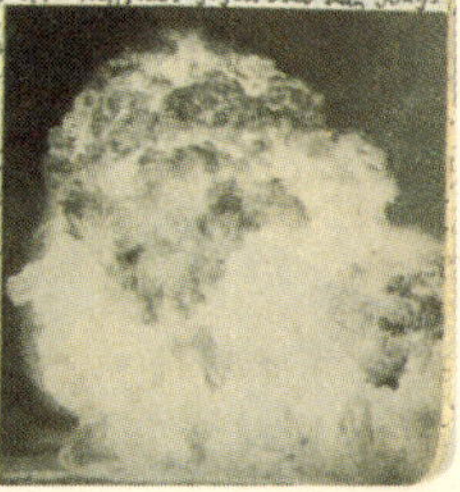

das Geste. Der vorüberge-
hende Körper. Der erwischte
Aufschub. Die grundlose
Lust. Schwule Objektwahl
im Disco song: Could it
be a picture on the wind
? Er sehen vor lauter Schil-
dern an den Häusern die
Architektur nicht mehr
wahr. Cruise to the End
of Love. Die geschönte
Objektwahl. Die aufge-
gebene Bestellung. Das ge-
störte Familienbedürf-
nis. Ingwerspitzen im Kopf.
Die junge Frau im Endstadi-
um. Geblähte Kassen. Eine
Minute sind sechzig Herz-
schläge, jetzt aber werden
es achthundertzwanzig. Ich
werde in deinem Gesicht et-
was finden, da bin ich ganz
sicher. Überall wurden Fä-

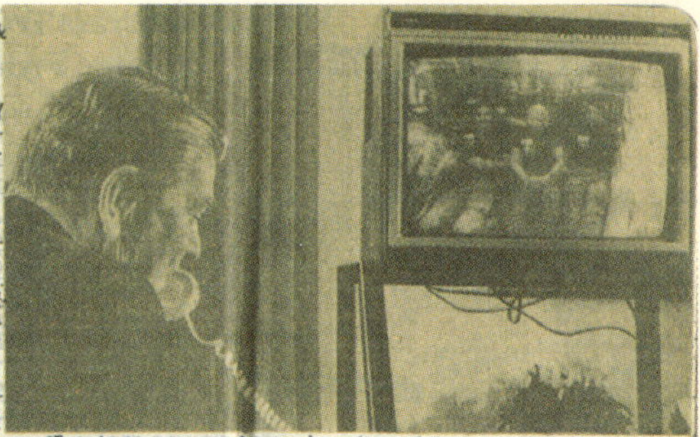

schen aus dem Handel gezogen. [redacted] sagte, ich mag ganz Jahrhundertvertrag erfüllen. Diamanten und Bärte. Jetzt
se Dinge nicht. Die vorgestellte Linie. Ihre bewundernswerte sehe ich die ersten entspannten Mienen. Auf dem To-
bette Show mir Gesundheit. Veränderte Rahmenbedin- tenbett bin ich schon gewesen. FAUN. 11 – Nichts mehr
gungen schaffen. Unerprobter Verleiter weiß geschlagen, Be- umsetzen. Um eine Einladung betteln. Das Gesicht
sorgen. Kein Blick zuviel und welche Linie bringt es für den Rest der Zeit. Schwierigkeiten beim Focussieren
noch. Die ungefundeten 'Arbeitsversuche. Deine aggressiv- Nervendes Nordlicht. Die Augen sehen zuerst doppelt.

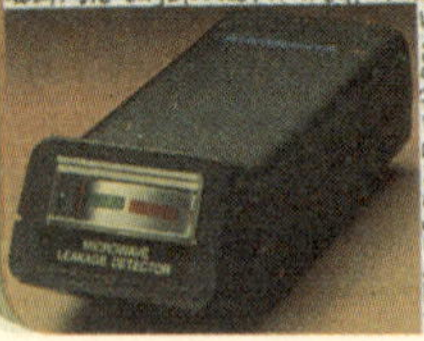

Verpackung. [redacted] ver- Die Sprache der Konzentration. Schmerzensgeld für ei-
gaß dich. Ich weiß ne Idee verlangen, die einem im Kopf hängengeblie-
nicht mehr wie. Seine ben ist, sozusagen eine umgedrehte Gewissensgebühr für
Flair von Haaren den besetzten Platz im Gehirn. Verfolgungen gegen
Es kommt nicht Tote. Möbelrücken statt Schreiben. Zur Ansicht etwas
mehr zum Schwur. freigeben. Die Tabula-Rasa-Illusion. Durch nichts ge-
Du darfst mir kei- leisteten. Von hinten gleichen sich alle Geschichten. Wie ei-
ne Erwinnungszahlen ne in Anspruch genommene Gesetzeslücke. Wie lange
mehr vorlesen. Du war ich jetzt allein. Es geht nicht mehr um Geld. Die schö-
hast schon gemerkt nen Körper der Macht. [redacted] Erinnerung an den ersten
daß ich nicht mehr
komme. Unheimsten
lich dankbar. Der Mann. Jetzt ist alles gelaufen, aber keine Kraft mehr

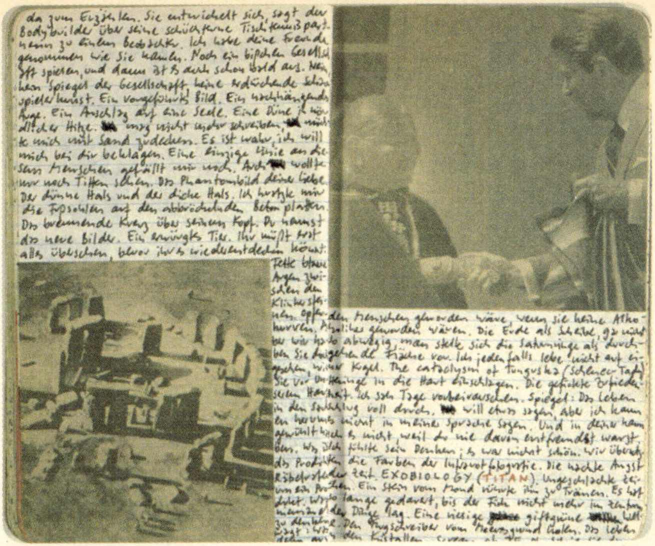
EXOBIOLOGY (TITAN)

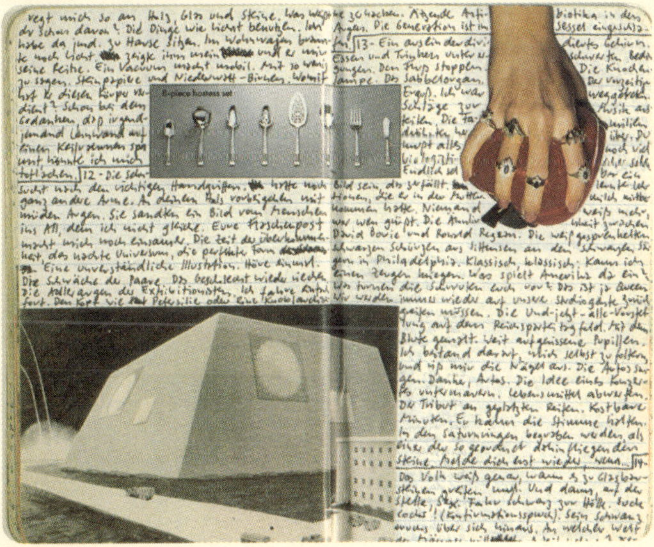
8-piece hostess set

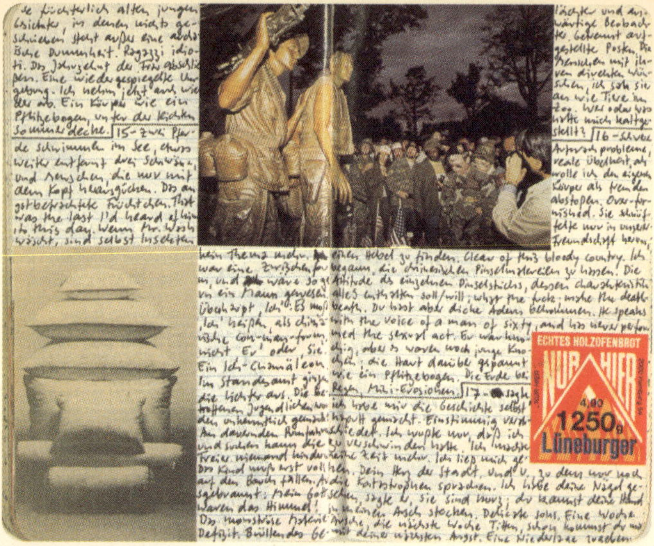
die fürchterlich alten jungen Gesichter, in denen nichts geschrieben steht außer eine abdrückbare Dummheit. Ragazzi idioti. Das Jahrzehnt der Frei absolvieren. Eine wiedergespiegelte Umgebung. Ich nehm jetzt auch wieder ab. Ein Körper wie ein Pfitzebogen, unter der leichten Sommerdecke. 15 – Zwei Pferde schwimmen im See, etwas weiter entfernt drei Schwäne, und Menschen, die nur mit dem Kopf herausgucken. Das angstbetrachtete Früchtchen. That was the last I'd heard of him to this day. Wenn Mr. Wash wäscht, sind selbst Insekten kein Thema mehr. … war eine Zwischenform, und … wäre so gern ein Mann gewesen. Überhaupt, 'ich'. Es muß 'ich' heißen, als diese … Con-man-form, nicht 'Er' oder 'Sie'. Ein Ich-Chamäleon. Im Standesamt gingen die Lichter aus. Die betroffenen Jugendlichen … unheimlich gemacht. An dauernden Kampf … und sollen kaum die Freier niemand hindern. Das Kind muß erst voll … auf den Bauch fallen. … sagebraunt: Mein Gott, waren das Himmel! Das monströse … Defizit. Brüllendes Ge-

lässige und aufwärtige Beobachter. Genannt aufgestellte Posten. Die Menschen mit ihren dicken Wünschen, ich sah sie an wie Tiere im Zoo. Wer oder was hätte mich kaltgestellt? 16 – Schwere Aufprallprobleme, reale Übelkeit, als wolle ich den eigenen Körper als fremden abstoßen. Over-furnished. Sie schlüpfte nur in unsere Freundschaft herum,

einen Hebel zu finden. Clear of this bloody country. Ich begann, die chinesischen Pinselmalereien zu hassen. Die Attitüde des einzelnen Pinselstrichs, dessen Charakteristik alles enthalten soll/will, what the fuck. Make the death beat. Du hast aber dicke Adern bekommen. He speaks with the voice of a man of sixty, and his never performed the sexual act. Er war kräftig, aber es waren noch junge Knochen, die Haut darüber gespannt wie ein Pfitzebogen. Die Erde bei Regen, Mini-Erosionen. 17 – … ich lose wie die Geschichte selbst … gemacht. Einstimmig verschiedet. Ich wußte nur, daß ich zu verschwinden hatte. Ich … keine Zeit mehr. Ich lief nach … Dein Herz der Stadt, und … zu dem nur noch … Katastrophen sprachen. Ich habe deine Nägel gesehen, sagte er, sie sind kurz; du kannst deine Hand in keinen Arsch stecken. Delikate sons. Eine Woche Angst, die nächste Woche Titten, schon kommst du mit deiner nächsten Angst. Eine Niederlage werden

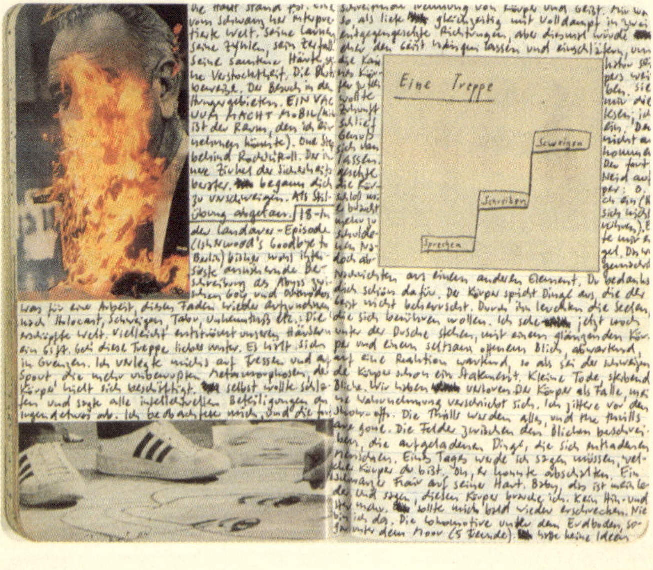
die Haut stand … vom Schwarz der … Welt. Seine Launen, seine Zyklen, sein Zerfall, seine sämtliche Härte … Verstocktheit. Die … Besuch in den … gebieten. EIN VACUUM MACHT MOBIL (hier ist der Raum, den ich dir nehmen könnte). One step behind Rockskill. Der innere Zirkel der Sicherheit … begann dich zu unschweigen. Als Stellung abgetan. 18 – In der Landauer-Episode (Isherwood's Goodbye to Berlin) bisher wohl … Beschreibung des Abyss zwischen Gott und …

… Trennung von Körper und Geist. … so als liefe … gleichzeitig mit Volldampf in zwei entgegengesetzte Richtungen, aber … den Geist … lassen und einschlafen, …

Nachrichten aus einem anderen Element. Du bedankst dich schön dafür. Der Körper spricht Dinge aus, die der Geist nicht beherrscht. Durch ihn leuchten die Seelen, die sich berühren wollen. Ich sehe … jetzt noch unter der Dusche stehen, mit einem glänzenden Körper und einem seltsam offenen Blick, abwartend, auf eine Reaktion wartend, so als sei der … Körper schon ein Statement. Kleine Tode, sterbende Blicke. Wir haben … verloren. Der Körper als Falle, … Wahrnehmung verschiebt sich. Ich zittere vor den Show-offs. Die Thrills werden alle, und the thrills are gone. Die Felder zwischen den Blicken beschreiben, die aufgeladenen Dinge, die sich entladen … Eines Tages werde ich sagen müssen, … Körper du bist, … Eine schwarze Frau auf seiner Haut. Baby, das ist mein … und sagen, diesen Körper brauche ich. Kein Hin- und … wollte mich bald wieder erschrecken. Nie … Die Lokomotive unter dem Erdboden, … unter dem Moor (5 Freunde). … habe keine Ideen

was für eine Arbeit, diesen Faden wieder aufzunehmen nach Holocaust, Schweigen, Tabu, Unheimlichkeit etc.: Die … Welt. Vielleicht entfernt unsere Hände ein Gift. Geh diese Treppe lieber unter. Es hält sich in Grenzen. Ich verlege nichts auf Tressen und auf Sport, die mehr unbewußten Metamorphosen, der Körper nicht sich beschäftigt. … selbst wollte schlafen und sagte alle intellektuellen Beteiligungen ab … irgendetwas ab. Ich beobachtete mich, und die …

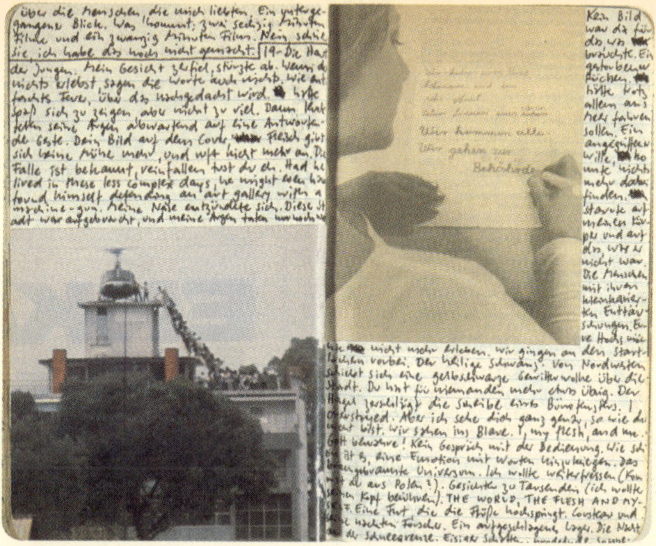

über die Menschen, die mich liebten. Ein untergegangener Blick. Was kommt: zwei sechzig Minuten Filme und ein zwanzig Minuten Film. Nein schrie sie, ich habe das noch nicht gemacht. 19 – Die Haar der Jungen. Mein Gesicht zerfiel, stürzte ab. Wenn du nichts erlebst, sagen die Worte auch nichts. Wie [illegible] Teve, über das nachgedacht wird. [illegible] Spaß sich zu zeigen aber nicht zu viel. Dann [illegible] seine Augen abwartend auf eine Antwortgeste. Dein Bild auf dem Cover [illegible] Fleisch gibt sich keine Mühe mehr, und ruft nicht mehr an. Die Falle ist bekannt, reinfallen tust du eh. Had he lived in these less complex days, he might have found himself defending an art gallery with a machine-gun. Meine Nase entzündete sich. Diese Stadt war aufgebraucht, und meine Augen taten mir weh

Wir kommen alle
Wir gehen zur
Behörde

Kein Bild war da für das was ich wünschte. Ein gestorbener Rücken. Hätte Kotz allen ans Meer fahren sollen. Ein angegriffener Wille, [illegible] unten nichts mehr dahin finden. Starrte auf nackten Körper und auf das, was nicht war. Die Menschen mit ihren [illegible] Enttäuschungen. Eine Hochs wie [illegible] nicht mehr erleben. Wir gingen an den Startlöchern vorbei. Der heilige Schwanz. Von Nordwesten schiebt sich eine gelbschwarze Gewitterwolke über die Stadt. Du hast für niemanden mehr etwas übrig. Der Hagel zerschlägt die sensible [illegible] Bürofensters. I overstayed. Aber ich sehe dich ganz genau, so wie du [illegible] bist. Wir sehen ins Blaue. I, my flesh, and me. Gott bewahre! Kein Gespräch mit der Bedienung. Wie schön ist es, eine Funktion mit Worten hinzulegen. Das [illegible] Universum. Ich wollte weiterfressen (Kommst du aus Polen?). Gesichter zu Tausenden (ich wollte seinen Kopf berühren). THE WORLD, THE FLESH AND MYSELF. Eine Furt, die die Füße hochspringt. Cousteau und seine nackten Forscher. Ein aufgeschlagenes Lager. Die Nacht der Schneegrenze. Eisige Schritte [illegible]

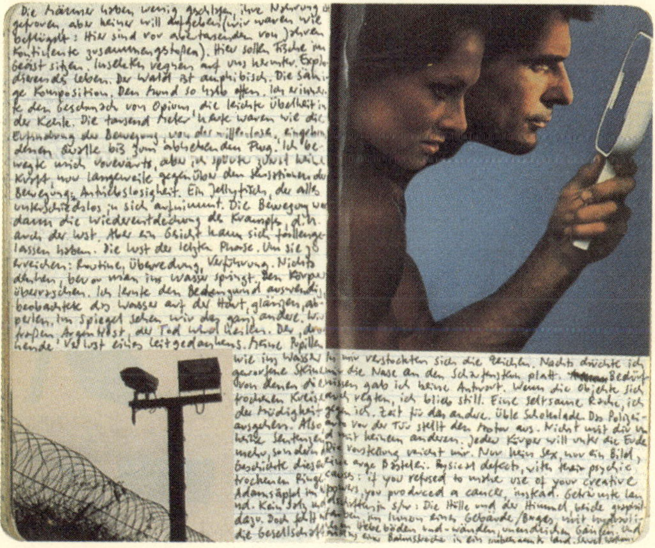

Die Männer haben wenig geschlafen, ihre Nahrung ist gefroren, aber keiner will aufgeben (wir waren wie beflügelt: Hier sind vor abertausenden von Jahren Kontinente zusammengestoßen). Hier sollen Fische im Geäst sitzen. Insekten regnen auf uns herunter. Explodierendes Leben. Der Wald ist amphibisch. Die [illegible] Komposition. Den Mund so halb offen. Ich erinnere den Geschmack von Opium, die leichte Übelkeit in der Kehle. Die tausend Meter Höhe waren wie die Erfindung der Bewegung, von der willenlosen, eingebundenen Stille bis zum ablenkenden Flug. Ich bewegte mich vorwärts, aber ich spürte zuerst meinen Körper, nur Langeweile gegenüber den Funktionen der Bewegung: Antriebslosigkeit. Ein Jellyfisch, der alles unterschiedslos in sich aufnimmt. Die Bewegung war dann die Wiederentdeckung des Krampfs, d.h. auch der Lust. Aber ein Gesicht kann sich fallengelassen haben. Die Lust der letzten Phase. Um sie zu erreichen: Routine, Überredung, Verführung. Nichts denken, bevor man ins Wasser springt. Den Körper überraschen. Ich lernte den Bedingungen auswendig, beobachtete das Wasser auf der Haut, glänzen, abperlen. Im Spiegel sehen wir das ganz andere. Wir [illegible], der Tod wird heilen. Der drohende Verlust eines Leitgedankens. Meine Pupillen wie im Wasser [illegible]

[illegible]

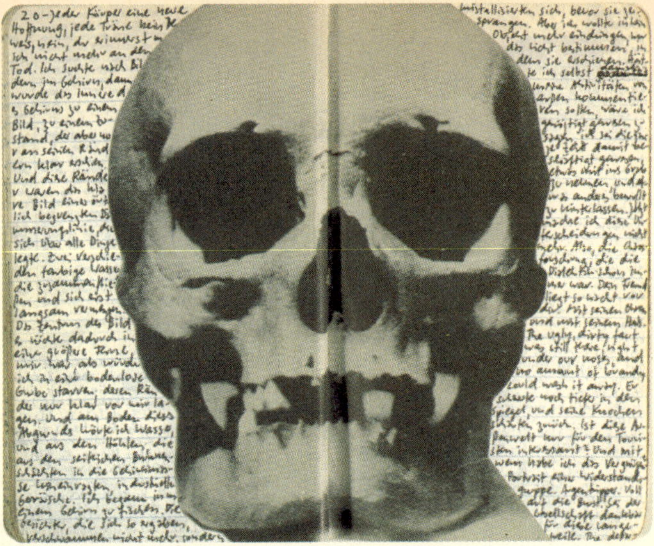

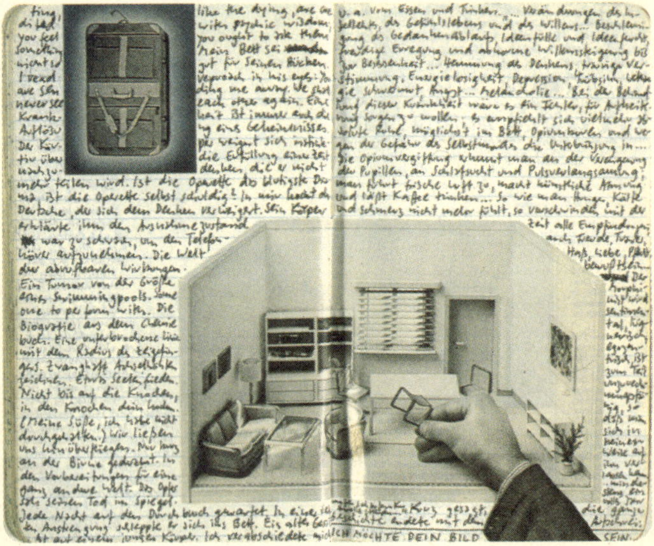
ICH MÖCHTE DEIN BILD

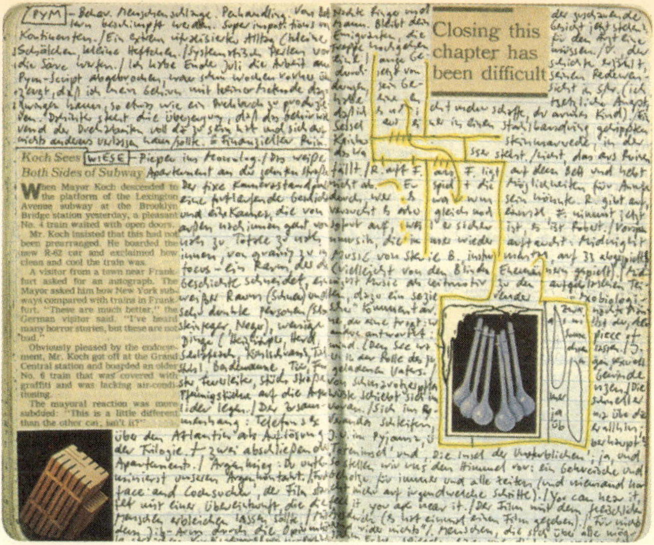
PYM
Closing this chapter has been difficult
Koch Sees Both Sides of Subway
When Mayor Koch descended to the platform of the Lexington Avenue subway at the Brooklyn Bridge station yesterday, a pleasant No. 4 train waited with open doors.
Mr. Koch insisted that this had not been prearranged. He boarded the new R-62 car and exclaimed how clean and cool the train was.
A visitor from a town near Frankfurt asked for an autograph. The Mayor asked him how New York subways compared with trains in Frankfurt. "These are much better," the German visitor said. "I've heard many horror stories, but these are not bad."
Obviously pleased by the endorsement, Mr. Koch got off at the Grand Central station and boarded an older No. 6 train that was covered with graffiti and was lacking air-conditioning.
The mayoral reaction was more subdued: "This is a little different than the other car, isn't it?"
WIESE

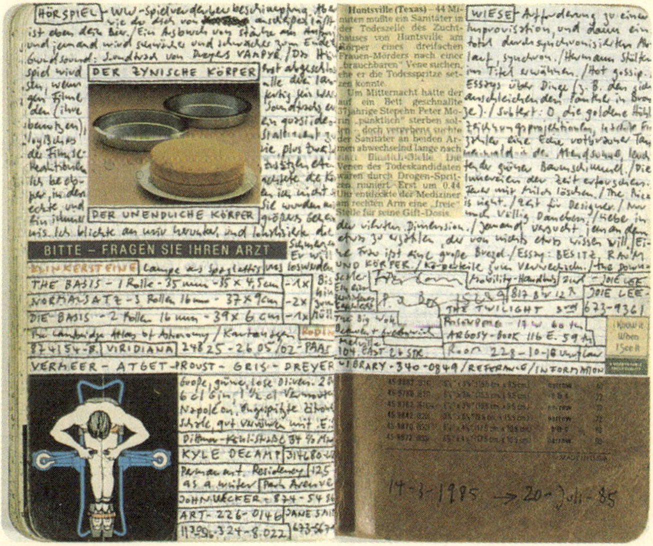
HÖRSPIEL
DER ZYNISCHE KÖRPER
DER UNENDLICHE KÖRPER
BITTE – FRAGEN SIE IHREN ARZT
Huntsville (Texas) – 44 Minuten mußte ein Sanitäter in der Todeszelle des Zuchthauses von Huntsville am Körper eines dreifachen Frauen-Mörders nach einer „brauchbaren" Vene suchen, ehe er die Todesspritze setzen konnte.
Um Mitternacht hatte der auf ein Bett geschnallte 37jährige Stephen Peter Morin „pünktlich" sterben sollen – doch vergebens suchte der Sanitäter an beiden Armen abwechselnd lange nach einer Blutbahn-Stelle. Die Venen des Todeskandidaten waren durch Drogen-Spritzen ruiniert. Erst um 0.44 Uhr entdeckte der Mediziner am rechten Arm eine „freie" Stelle für seine Gift-Dosis.
WIESE
THE BASIS – 1 Rolle – 35 mm – 35 x 4,5 cm – 1x
NORMALSATZ – 3 Rollen 16 mm – 37 x 9 cm – 2x
DIE BASIS – 2 Rollen 16 mm – 39 x 6 cm – 1x
VIRIDIANA
VERMEER – ATGET – PROUST – GRIS – DREYER
KYLE DECAMP
I Know it When I See It
14-3-1985 → 20-Juli-85

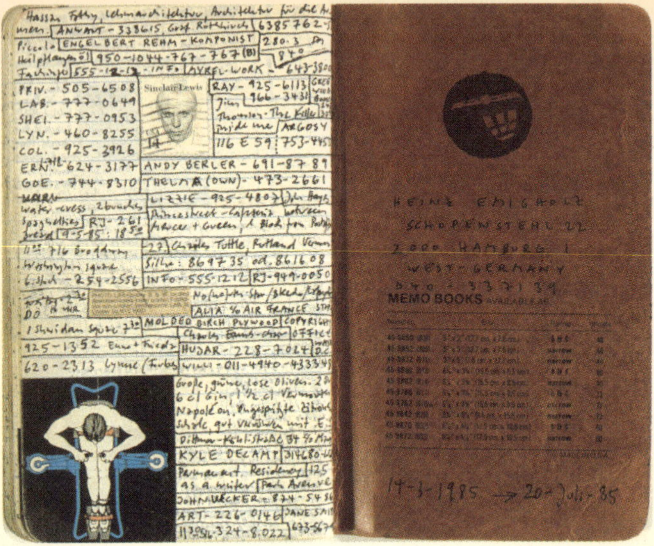
ENGELBERT REHM - KOMPONIST
ANDY BERLER - 691-87 89
MOLDED BIRCH PLYWOOD
KYLE DECAMP
HEINZ EMIGHOLZ
SCHOPENSTEHL 22
2000 HAMBURG 1
WEST-GERMANY
040 - 337139
MEMO BOOKS
14-3-1985 → 20-Juli-85

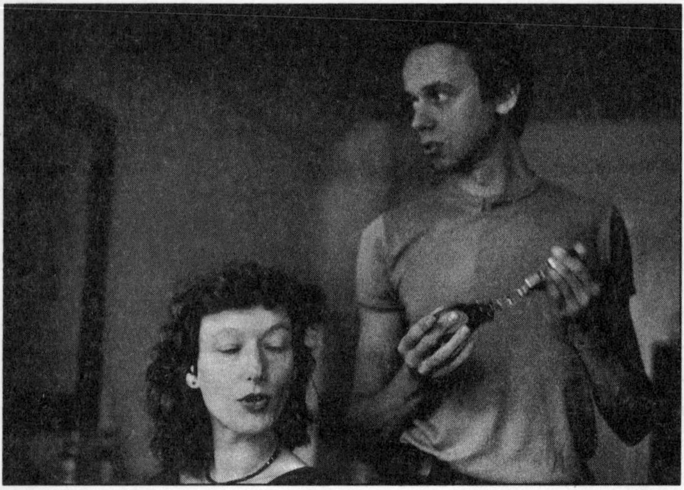

Frieda Grafe

Mit der dämonischen Leinwand in die Versenkung

Es ist irreführend, aus Silke Grossmann und Heinz Emigholz, sei es auch nur für den Zeitraum eines Textes, ein Paar zu machen. Das Mimodram ist vorprogrammiert: sie, nach Innen gekehrtes, Dynamik bannendes Betrachten, das auf Beziehungen baut, auf Relationen; er, springend, schneidend, hadernd, übersetzend, translation – er geht so weit, die Auslage einer Musikalienhandlung bei Mallarmé durch das Schaufenster eines Werkzeugladens zu ersetzen.

Beider bevorzugte Gegenstände, Räume, sind grundverschieden. Und norddeutsche Herkunft ist kein ausreichendes Bindeglied – wenn auch als Prägung, die sie zu anderen Stränden und anderen Meeren zieht, nicht zu unterschätzen.

Emigholz' *Demon* zerlegt Mallarmés französisches Original in eine deutsche und eine englische Version und überträgt die dreisprachig alternierende Wortfolge in Einzelbilder, literarische Fotogramme, mit ballett- oder auch marionettenhaft wechselnden Personenkonstellationen in einem nackten Innenraum. Von außen: rekurrierende Bilder, das Schaufenster, bewegtes Wasser mit tanzendem Strandgut und Lufttransport. Dazu die Originaltöne, entsprechend abgehackt.

Ideal, für Mallarmés Text, die Übersetzung auf Film. Die Sprachverräumlichung ist wörtlich genommen. Die Wörter stoßen sich ab und ziehen sich an, was beide Sprachversionen verpassen, die dem Französischen entsprechenden Wörter in sinnvolle Sätze kanalisieren, wodurch Mallarmés Einstellung und Negation von Sprach- und Literaturlogik verlorengeht. Die Buchstabenmusik, die Instrumentierung der Wörter sowieso. Das Dämonische bei Mallarmé ist reiner Sprach-Effekt. Aus der Beziehung entsteht die Sache, das real Existierende ist das Double, die Kopie. Die Realität ist der Reflex.

Silke Grossmann erlöst die mit dem Fluch der Analogie belastete Fotografie, indem sie ihren Menschen und Landschaften umspielenden Blick mit abbildet. Ihre Ausschnitte und Blickwinkel sind so gewählt, daß man in ihren Bildern das Gerüst, das perspektivisches Sehen stützte und fotografische Bilder auf objektive Wiedergabe reduzierte, donnernd in die Tiefe stürzen sieht. Der beim abbildenden Erzählen zur Identifikation angehaltene Zuschauer wird bei ihr über die Betrachtungsweise in die Bilder impliziert. Wenn sie an der Optischen Bank ihre still photography in Bewegung setzt, ist die im Prinzip schon in den Bildern enthalten.

Bei allem Unterschied zwischen den beiden Autoren ist ein gemeinsames Projekt ihrer Arbeit zu erkennen, das man als Fotogrammatologie bezeichnen könnte und das sich am besten an ihrer Verwendung von Negativfotografie studieren läßt, die aus realistischer Sicht nie mehr war als ein durchschaubarer Trick. In ihren Zusammenhängen sind es konkrete Lichtbilder oder auch reale Spuren von Abwesenheit.

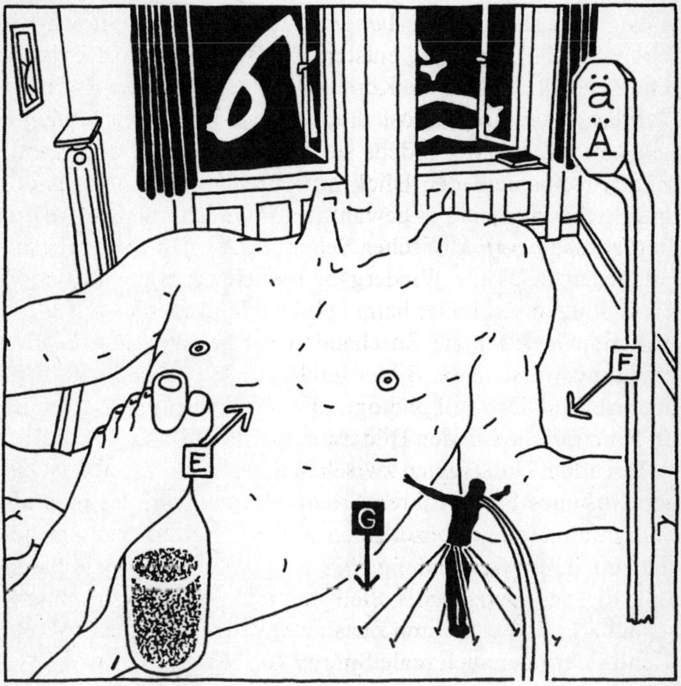

Seit Freud gesagt hat, der Künstler heile seine Neurose selbst, heilen die Künstler ihre Neurosen selbst

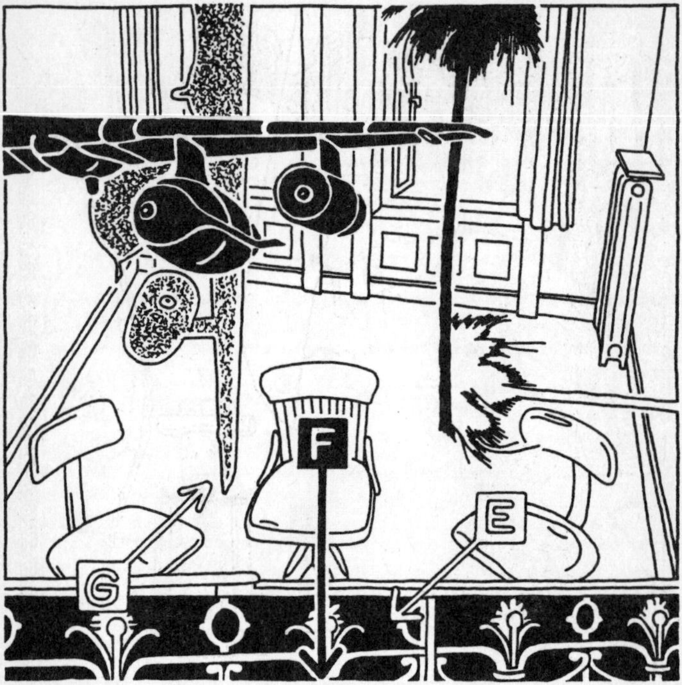
F
E
G

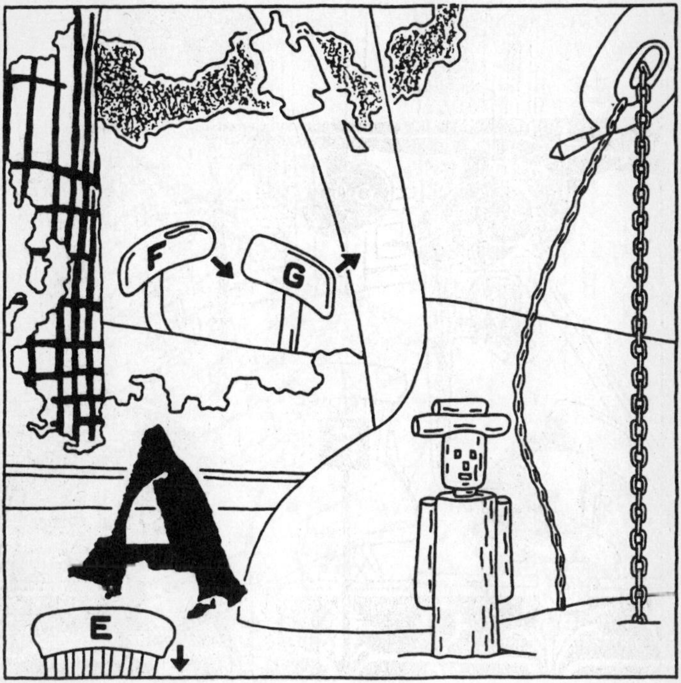
F
G
A
E

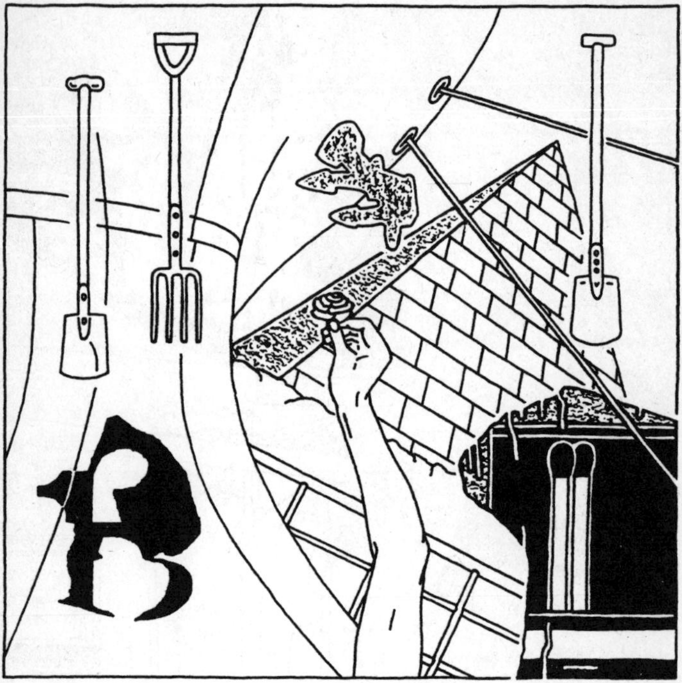

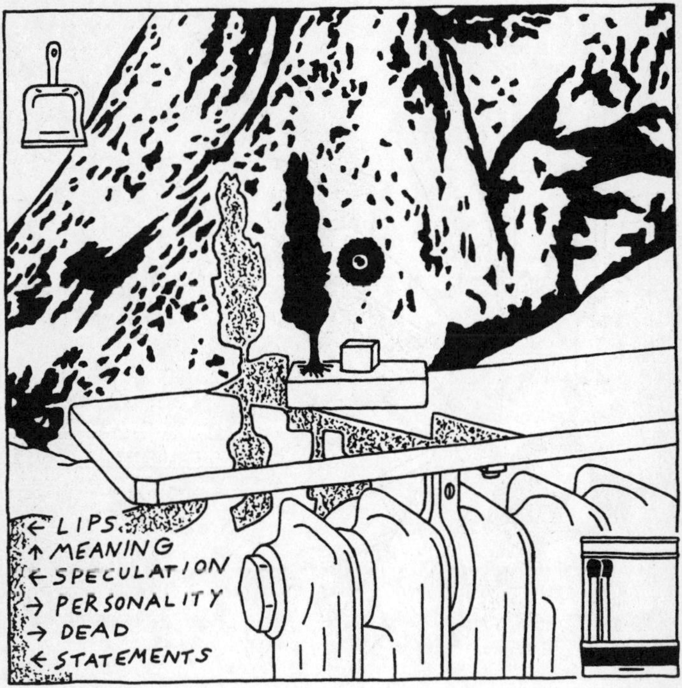
← LIPS
↑ MEANING
← SPECULATION
→ PERSONALITY
→ DEAD
← STATEMENTS

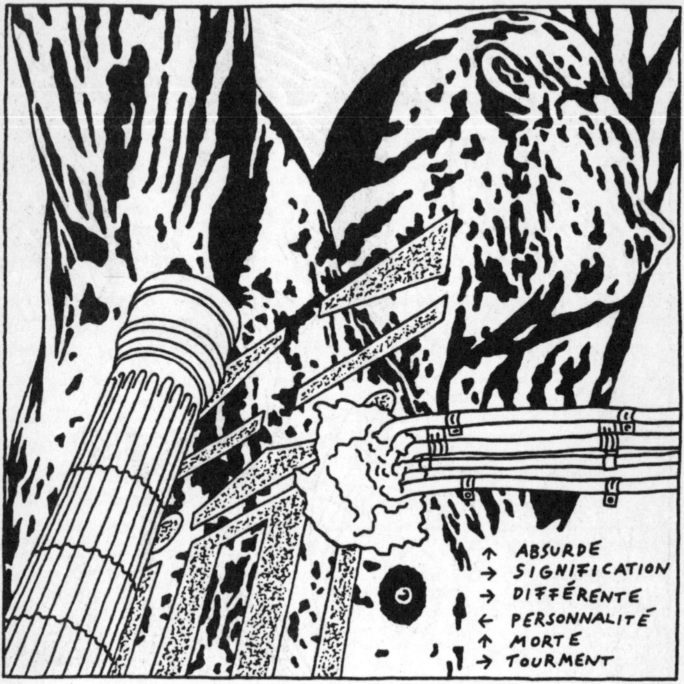
↑ ABSURDE
→ SIGNIFICATION
→ DIFFÉRENTE
← PERSONNALITÉ
↑ MORTE
→ TOURMENT

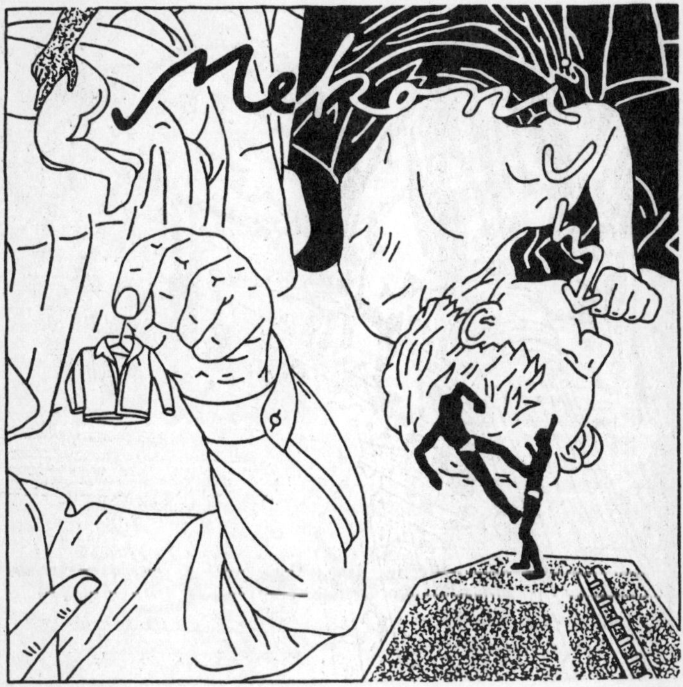

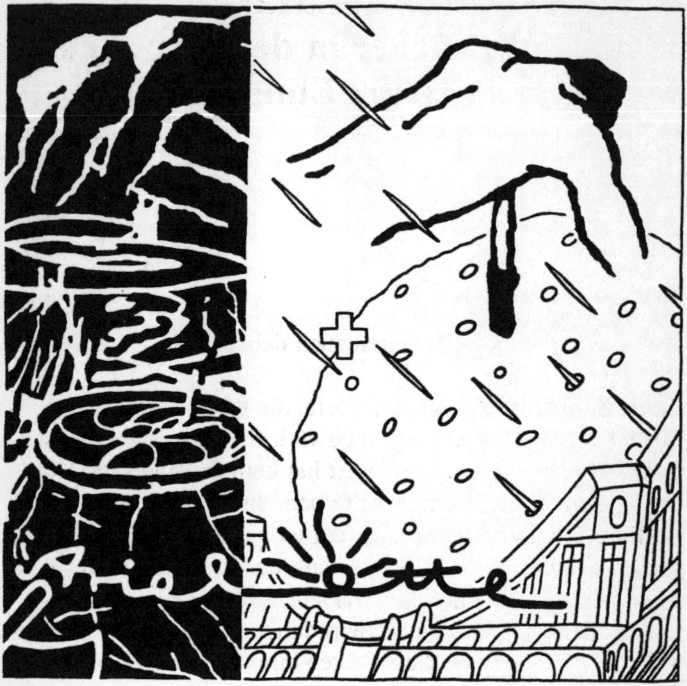
Ariel Otte

Bernd Skupin

Die Basis des Make-Up, die Notizbücher in den Arbeiten von Heinz Emigholz

I

Wir waren auch dabei

Heinz Emigholz liegt auf dem Sofa, die Katze auf dem Bauch. Der letzte Abend war einfach zu viel. Er ist in eine Podiumsdiskussion über Film geraten. Er hat kein Wort gesagt. Keine Frage, kein Künstler zum Anfassen. Just look, don't touch. Und die Moderatorin von gestern ist heute natürlich die Unperson des Tages. So haben die Zuhörer leider etwas verpaßt. Denn wenn Heinz Emigholz spricht, kickt er den fein ausgefeilten Lebenslügen und Verabredungen aus Kultur und Gesellschaft reihenweise die Krücken ihrer Geschäftsgrundlagen weg. Optisch-akustische Zumutungen und sonstig abstruse Belästigungen weist er dabei schnell und effizient boshaft mit der gebotenen Kleinlichkeit zurück: „Ich könnte ganze Fischerchöre foltern", heißt es im Film *Der Zynische Körper*. So einfach sind die kleinen Freuden und Sehnsüchte des Lebens.

Viele polemische Sätze erheben sich aus Emigholz' Notizbüchern und ziehen in seine Essays, wie *Krieg der Augen, Kreuz der Sinne* und *Das schwarze Schamquadrat*, die Vorgänge auf so verschiedenen Gebieten wie Film, Körperbeobachtung, Optik und Physiognomie, Architektur, Kulturgeschichte und Sex szenisch verbinden. Ein Theater des Theoretischen, das sich immer wieder im Fleisch, in den Gegenständen und Handlungen realisiert. Wie in den essayistischen Szenarios, stammen auch in den szenischen Essays, die Heinz Emigholz' Filme sind, Konfigurationen aus Wort und Bild aus seinen Notizbüchern, wenn auch in stark mutierter Form, eingefaßt jeweils in das komplexe Gefüge des Films und seiner Spiel-Handlung selbst. Den Film *The Basis of Make-Up*, der die abgefilmten Seiten der frühen Notizbücher zeigt, hat Emigholz das Mastertape zu seinen Filmen genannt. Eine Sammlung von Grundinformation, in der Geschwindigkeit der Projektion allerdings nicht lesbar. Offenbar muß an ihnen etwas geheim, oder besser, privat bleiben, damit sie ihre Fähigkeit, Quelle für andere Arbeiten zu sein, erhalten können. Die hinter Glas gefaßten Kopien einzelner ausgewählter Notizbücher, die ausgestellt werden, sind immer minimal zensiert, fast wie als Alibi. Kleinste Schwärzungen einzelner Worte. So können sie sich in der Öffentlichkeit zeigen und treten doch noch einen Schritt weiter ins Private und Geheime zurück.

Die Notizbücher sind Emigholz' ständig begleitendes Arbeitsmaterial, ein Konzentrationspunkt, ein Medium, in das alles einfließen kann und das seinerseits in seiner weiteren Arbeit allgegenwärtig ist. Als Quelle von Essays, in Ausstellungen, in denen die Bücher mal als Gruppe zwischen Glas und Teppich geklemmt an der Decke schweben, mal als zensierte transparente Kopien zwischen Glas den Inhalt eines ganzen Bandes zeigen. In den Filmen tauchen sie als kultischschweres Objekt auf, das mit Aufwand beseitigt werden muß. In *Die Wiese der Sachen* schafft Eckhard Rhode sie sich mit einer Anstrengung vom Hals, die man sonst nur aus Krimis bei der Beseitigung von Leichen kennt. Zumindest aber sind sie wichtige Requisiten, aus denen etwa in *Die Basis des Make-Up* diktiert wird. In *Der Zynische Körper* endlich rekonstruieren fünf Personen aus den Notizbüchern ihres toten Freundes

Roy ihre gemeinsamen Vergangenheiten. Der Zeichner Fred hilft dem Schriftsteller Carl bei der Arbeit an einem Roman, dessen verdoppelte Hauptfigur, zwei Robs, für beide immer bedrohlicher wird. Sie suchen Hilfe bei der Übersetzerin Bela. Der Architekt Jon, Carl und Liza, die Photographin, fahren zur Kathedrale *Sagrada Familia* nach Barcelona. Roy stirbt. Als eindimensionaler Spielfilm wäre das kaum mehr als die Aussicht auf einen zähen Kammerspielabend im Fernsehen. Bei Emigholz ist das ein vielschichtiges, immer wieder prismatisch gebrochenes Filmspiel geworden. Auch *Der Zynische Körper* ist eine Art szenischer Essay, dessen Text mit verteilten Rollen gesprochen wird. Unmittelbares Geschehen, vermittelte Erzählung und Kommentar zugleich. Jede Szene, jede Unterhaltung, jede Einstellung hat ihr eigenes Thema, ihre Bildkonstruktion und ihre Sprache. Durch das Tor der Erzählung fallen so Horden von polemischen und poetischen Notizen und von realen, phantastischen und entlegenen Bildern ein. Situationen konstituieren sich, wie ein Teerüberfall auf eine Tortenbar zu Daliah Lavi-Gesang: „Willst Du mit mir gehn". Unter den Bildern von Emigholz' Filmen sind einige der schönsten, die man in den letzten Jahren gesehen hat. Nur ist ihre Schönheit nicht die der Atmosphären oder der Rausch von Licht und Oberflächen, es ist die Schönheit der vor der Kamera organisierten Sachverhalte. Ebenso werden in den Notizbüchern die in der Welt vorgefundenen Sachverhalte selektiert und durch Kombination organisiert, vor allem auch in Form gefundener Bilder aus Zeitschriften etc., die ja der Öffentlichkeit meist nicht nur einen großen Teil ihrer wichtigen Erbinformationen vorenthalten, sondern im Beharren auf ihrer einen stupiden Realität als Werbung, Textillustration etc. auch um das Vergnügen bringen wollen, ihren Phänotyp mit dem anderer Bilder zu vergleichen und die Geschichten zu hören, die sie gemeinsam zu erzählen hätten. Was die Filme wie die Notizbücher ausmacht, ist auch die Unvorhersehbarkeit des nächsten Moments, des nächsten Satzes, bei gleichzeitiger Unausweichlichkeit des Ganzen. Ein Vorgang, der im *Zynischen Körper* durch die Verschränkung zweier Zeitsysteme gespiegelt wird. Im einen das Spiel der fünf Protagonisten, in dem Erzählungen und Arbeiten ausgetauscht und verbunden werden. Ungerichtete, zeitlose Zeit. Playtime. Im anderen Roy. Seine Zeit vergeht. Sie stürzt auf einen Punkt zu. Roy ist aus der Spielzeit herausgefallen, seine Zeit ist ausgerichtet auf das Ende. A bis Z.

Da Emigholz' Filmbilder zwar schön sind, aber oft schräg in den Raum konzipiert, seine Erzählungen essayistisch gebrochen und da seine Texte und Notizen den Verdacht nähren, die Welt könne so sein, wie man sie lieber nicht hätte (etwa „vorprogrammiert von einem Gott, der dich im Himmel empfängt mit den Worten: „Hoffentlich hast du deinen Spaß gehabt", oder, daß wir lernen müssen, „daß wir Fleischstücke füreinander sind" und uns „mit der eigenen Überflüssigkeit zu trösten" haben), meinen einige Gehirne, die sich im Strahlengang der Emigholzschen projizierten Blicke weniger wohlgefühlt haben, Augen und Ohren der Zuschauer davor schützen zu müssen. Ihr Zauberwort gegen solch eine Überforderung ist dann „Avantgarde", was übersetzt ja bekanntlich heißt: Laß mich mit dem Quatsch in Ruhe. Heinz Emigholz sieht sich nicht als Avantgardefilmer. Seine Distanz zum reinen Erzählen und zum üblichen Spielfilm ist allerdings genauso groß. Die Story verhält sich für ihn zum Leben wie ein Holzmodell zu der Formel oder Theorie, die es darstellt. Und es ist durchaus möglich, daß sich seine Notizbücher zu den Holzklötzchen, die uns als praktische Lebensmodelle angeboten werden, im Vergleich wie ihre Formel, ihre Theorie ausnehmen.

II

Schriftbild

Wie sieht ein Notizheft aus? Verstreute Einträge, Adressen, Telephonnummern, Daten, Bemerkungen, die in die nächste

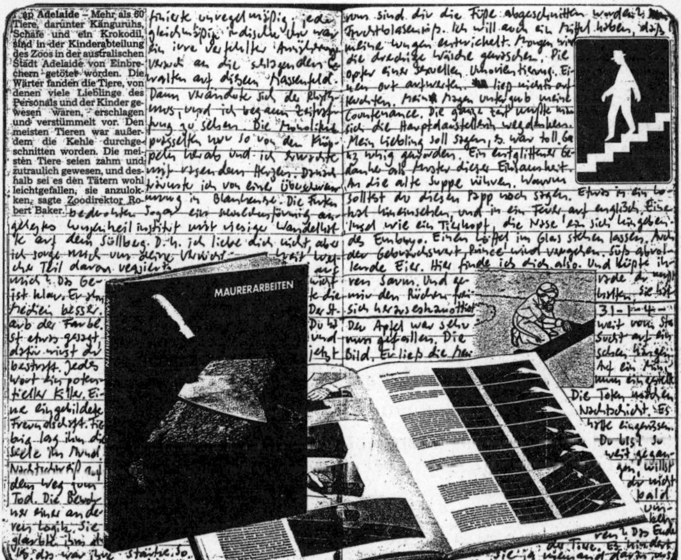

Vergangenheit und Zukunft deuten. Flüchtige Erinnerungen, Bruchstücke für spätere Arbeiten. Partikel unmittelbarer Nützlichkeit, die erst in späterer Erinnerung flüchtig eine Zeitgemeinschaft, die Illusion einer Zeitgemeinschaft bilden – die Momente eines Fetischs, verstreut über die Seiten. Heinz Emigholz' Notizbücher sehen nicht im geringsten so aus – und sie tun es im Lauf der Zeit, in der er an ihnen arbeitet, immer weniger. Außergewöhnlich ökonomisch, keinen Quadratzentimeter auslassend, fließt ein feines Schriftmuster um die vorher eingeklebten Bilder und Zitate – ein fortlaufend endloser Teppich des Schreibens (nicht nur durch je ein Buch, er bedeckt mittlerweile die Seiten von über hundert Heften und Büchern verschiedenster Größen), dessen Unterbrechungen, dessen An- und Absätze kaum sichtbar sind.

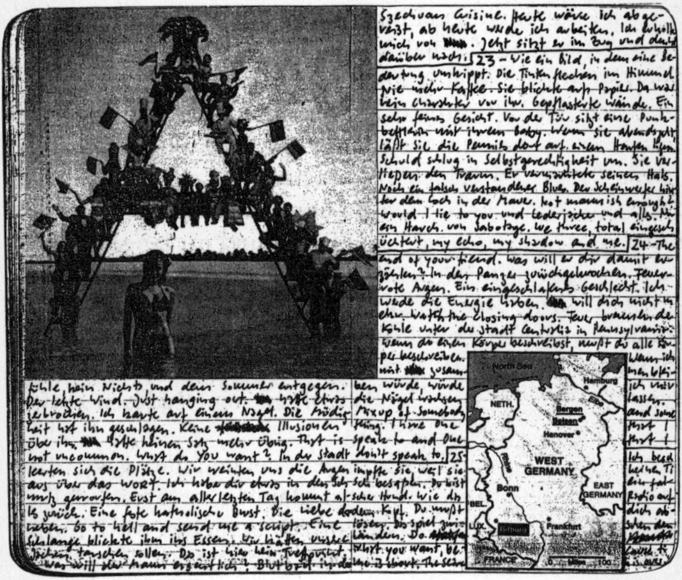

Die Notizbücher sind bei Emigholz Kunstgegenstände mit signifikant eigenen Form- und Arbeitsgesetzen geworden. Die eingestreuten Bilder werden in überlegtem und trainiertem Layout gesetzt. Kaum ein Bild, das nicht polemisch positioniert ist. Als ready mades, die sich als faits accompli begreifen, schieben sich die offiziellen öffentlichen Worte auch hier in der Wahrnehmung vor. Aber sie sind nicht nur in der Linearität der privaten Schrift, die anderes erzählen könnte, gefangen;schon ihre Isolation – der Schnitt – und ihre Kombination – der Zusammenschnitt im Heft – hat sie verändert. Momente, die isoliert und neu integriert dazu gezwungen sind zu zeigen, was wirklich in ihnen steckt – in jeder Peinlichkeit und jeder Brutalität.

Diese Notizbücher sind durch- und durchgearbeitet Form. Die Schrift, das feine unendliche Gekräusel um die Bilder, ist zwar ein Muster, das jede Menge Sinn in Schwarz-Weiß erzeugt und Inhalt in rauhen Mengen transportiert (ganz ähnlich den sich überlagernden und durchdringenden Motiven auf Emigholz' Zeichnungen), trotzdem, fast immer wird man nur ein wenig Textfläche um die Bilder herum lesen, die einen interessieren. Und das, obwohl Text und Bilder eben nicht in ursprünglich konstruiertem Zusammenhang stehen – die Bilder sind oft lange vor den Texten eingebaut. Man dringt nur ein kleines Stück weit in die Grisaille flimmernder Mitteilungen ein und überläßt den Rest der Bestimmung, tragende Struktur der Bilder zu sein, Untergrund, ungelesenes Mehr, Welle und Bewegung, Zeichen zu sein, Handschrift zu sein. Zu lesen später.

Leute, die Notizbücher schreiben, verschieben das Leben auf später, heißt es. Zumindest glauben sie daran, daß es ein Später gibt, in dem man Notizen brauchen wird. Emigholz' Film *Die Wiese der Sachen* beginnt mit dem Anruf eines Toten, eines has beens, der jetzt die Zeit hat zu erzählen. Nur hört ihm niemand zu. Als am Ende jemand den Hörer aufnimmt, hat er aufgelegt.

III

Vier Tage in den Worten anderer Leute

22. November, neun Uhr morgens, dunkel, 27 Grad Celsius

Das braune Sonnenlicht scheint durch das Fenster. Staub in der Luft. Die Zimmer sind durcheinander. Das Telefon klingelt: „Wir waren in deiner Wohnung, als du weg warst. Du hast nichts dagegen?" – „Nein." Sie legt auf und ruft die Polizei an.

Der Teppichboden ist vergammelt. Brandspuren. Irgendwann muß ein Malheur passiert sein. Eine heruntergefallene Kerze?

Ich folgte den Wünschen meiner Haut. Bis zum Bauch mit Creme bedeckt. Hände allein. Nur noch im Weichen gleiten. Beschleunigt, und wunde Haut. Wurde auch Zeit. Gebet einer Schnecke: „Ich will Genuß sofort."

Sie werden sehen, der Himmel ist lustig. Als wir allein waren, tauchten Holzstückchen und kleine Steine und Glasscherben im Zimmer auf. Sie materialisierten sich auf unseren Schößen und fielen in unsere Kaffeetassen.

*

18. Januar, sechs Uhr morgens, hell, 29 Grad Celsius

Sie lachten wie eine untergegangene Konditorei.

Was sie am Morgen nehmen, haben sie am Abend vergessen, was sie am Abend geben, haben sie am Morgen vergessen. Wenn sie auf dem Weg sind, vergessen sie zu gehen, wenn sie im Haus sind, vergessen sie, sich zu setzen. Wie gerupfte Hühner stiegen sie aus der Asche. Augenbrauenzupfen Pflicht. So leben die Gene in der Welt – wie eine Märchenfee, die Amok läuft.

Revolverheilige. Die können nicht einmal ihr eigenes Gesicht von einem Loch im Boden unterscheiden. Das ist kein Abendessen, das ist der Tod.

*

Der Kommissar sieht sich in der Wohnung um. Er nimmt eine Kerze, riecht an ihrem unteren Ende und legt sie wieder weg: „Wo ist die Leiche?“ – „Überall.“

Der Ort und sein Traum. Vielleicht war’s ein Akt der Befreiung. Zerschossen oder als Müllhaufen wollen die Städte enden. Müde hingenommene Veränderungen. Warum können wir uns nur an die Vergangenheit erinnern und nicht an die Zukunft? So sind die Zweifel des Zimmers, und seine Welt riecht noch immer nach nassem Hund. Die Hasen unter den Häusern halluzinieren eine Stadt aus winzigen Fetzen schwarz und weiß. Man kriegt eine Menge mit, wenn man unter die Häuser anderer Leute kriecht.

Sind wir hier, um den Genen der Reichen zu dienen?

Geben Sie zu, Ihre größte Sorge ist, Ihre Kinder könnten so aussehen wie Sie!

Ihre Gesichtsbildung und Ihre Frisur wirken nicht gerade abstoßend auf mich. Seelisch bin ich verwirrt, aber persönlich fühle ich mich sehr wohl.

In einer Anzeige habe ich ein tolerantes Paar gesucht. Meine Eltern haben sich gemeldet.

Spielen wir reiche Kinder, die beichten spielen. Jetzt sitzen sie da oben und weinen sich ihre sechs Augen aus. Dafür dürfen sie bei der Auferstehung des Fleisches etwas länger liegenbleiben.

Physiognomie * Genetik * Eugenik * Erziehung * Kapitalismus * Roman

Es war heiß im Dunkeln.

*

25. Februar, vier Uhr morgens, hell, 23 Grad Celsius

Materiell ist Denken Ornament im Schaltplan eines Computers, in den Kurven eines Gehirns. Symmetrisches Ornament ist schön – und Symmetrie ist die Ästhetik der Dummen. – Aber nackte Gehirne sehen doch alle gleich aus. Draußen ein dunkles Muster aus Wellen und drinnen schon wieder ein kleines Mädchen, das an Blumen riechen muß. Wer hätte gedacht, daß das jüngste Mitglied der Familie das erste sein würde, das in das dumme Gesicht der Ewigkeit schaut.

Mutters Hirn ist mein Gebieter.

Absolut stumm.

Oder wie erzählt ein Streichholz sein Leben? „Wir sind etwa vierzig. Wir liegen dicht an dicht. Bei uns ist es immer dunkel. Nur manchmal wird es hell. Und dann verschwindet einer von uns. Wir sterben alle an Hirnschlag."

Lebwohl, sagt der Sterbende zu dem Spiegel, den man ihm hinhält, wir werden uns nie mehr wiedersehen – Gott sei Dank.

*

7. März, dreizehn Uhr mittags, dunkel, 30 Grad Celsius

Sprechen Sie bitte langsam. Ich bin blond.

Dein Körper ist das einzige, was dir wirklich gehört.

Das sind keine Menschen, das sind Geister. Das sind keine Schuhe, das sind eure Freunde.

*

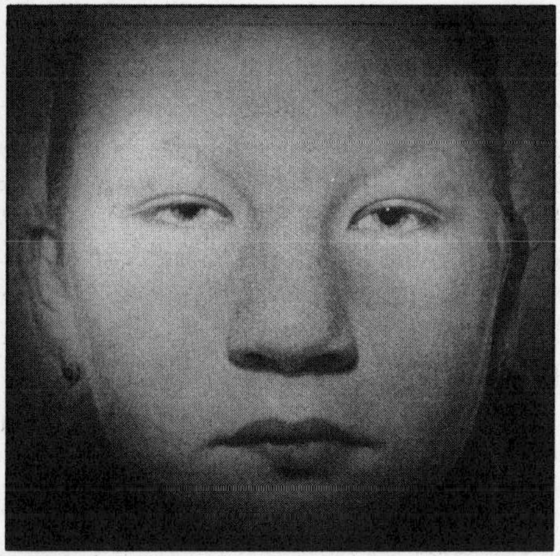

Siehst Du, wir sind noch dieselben wie vor unserer Reise. Ein bißchen verändert vielleicht. Soll ich Dir die Luft aus der Lunge pressen?

Chronologie

Hefte, Filme, Ausstellungen. **Heft -9** bis **Heft -1**, 10,5 x 15 cm, insgesamt 2904 Seiten von 1965 bis September 1974 , **Schenec-Tady I**, 1972/73, 16 mm, 27 Minuten, Uraufführung am 13. 9. 1973 auf dem Festival of Independent Avantgarde Film in London, **Arrowplane**, 1973/74, 16 mm, 24 Minuten, Uraufführung am 27. 6. 1974 auf dem Internationalen Forum des Jungen Films in Berlin, **Heft 1w**, 10,4 x 17,1 cm, 50 Seiten vom 17. Oktober bis 21. November 1974, **Heft 2**, 7,5 x 12,6 cm, 84 Seiten vom 24. November 1974 bis 5. Januar 1975, **Heft 3**, 10,4 x 17,1 cm, 52 Seiten vom 5. Januar bis 20. März 1975 (1989 veröffentlicht), **Schenec-Tady II**, 1973, 16 mm, 18 Minuten, Uraufführung am 22. 3. 1975 zusammen mit **Tide**, 1974, 16 mm, 33 Minuten, im Collective for Living Cinema in N.Y.C., **Heft 4** ist im Mai 1975 in einem Kino an der 8. Straße verlorengegangen, **Heft 4a**, 10,4 x 17,1 cm, 44 Seiten vom 18. Mai bis 3. September 1975, **Heft 5**, 7,5 x 12,6 cm, 76 Seiten vom 5. Juni bis 19. August 1975, **Heft 6**, 7,5 x 12,6 cm, 84 Seiten vom 20. August bis 15. November 1975, **Heft 7**, 10,5 x 17,4 cm, 52 undatierte Seiten von 1976 (1989 veröffentlicht), **Schenec-Tady III**, 1972/75, 16 mm, 20 Minuten, Uraufführung am 4. 4. 1976 im Kino Arsenal, Berlin, **Heft 8**, 10,3 x 14,8 cm, 84 undatierte Seiten von 1976 bis Anfang 1977, **Hotel**, 1975/76, 16 mm, 27 Minuten, Uraufführung am 26. 8. 1977, auf der documenta 6 in Kassel, **Heft 9**, 10,5 x 14,7 cm, 68 Seiten vom 10. April bis 8. Oktober 1977, **Demon**, 1976/77, 16 mm, 30 Minuten, Uraufführung am 22. 9. 1977 im Stedelijk Museum in Amsterdam, **Heft 10**, 9,5 x 15,5 cm, 86 Seiten vom 8. Oktober bis 30. November 1977, Bildtafel **Schenec-Tady** in der Ausstellung Film als Film, Köln, Berlin, Essen, Stuttgart, London, 1977/78, **Heft 11**, 9,5 x 15,6 cm, 84 Seiten vom 1. Dezember 1977 bis 15. Januar 1978, **Heft 12**, 9,6 x 15,6 cm, 150 Seiten vom 16. Januar bis 6. April 1978, **Heft 13**, 9,6 x 15,5 cm, 144 Seiten vom 7. April bis 16. September 1978, **Heft 14**, 16,8 x 22 cm, 20 lose Seiten vom 17. September bis 8. November 1978, **Heft 15**, 7,6 x 12,7 cm, 72 Seiten vom 8. November 1978 bis 4. Januar 1979, **Heft 16**, 7,6 x 12,7 cm, 80 Seiten vom 5. Januar bis 25. Januar 1979, **Heft 17**, 7,6 x 12,7 cm, 82 Seiten vom 26. Januar bis 17. Februar 1979, **Heft 18**, 7,6 x 12,7 cm, 80 Seiten vom 18. Februar bis 1. Mai 1979, **Heft 19**, 7,6 x 12,7 cm, 82 Seiten vom 1. Mai bis 15. Juli 1979, **Heft 20**, 7,6 x 12,7 cm, 80

Seiten vom 16. Juli bis 13. September 1979, **Heft 21**, 7,6 x 12,7 cm, 82 Seiten vom 2. September bis 21. November 1979, **Heft 22**, 7,6 x 12,7 cm, 84 Seiten vom 22. November 1979 bis 16. Februar 1980,

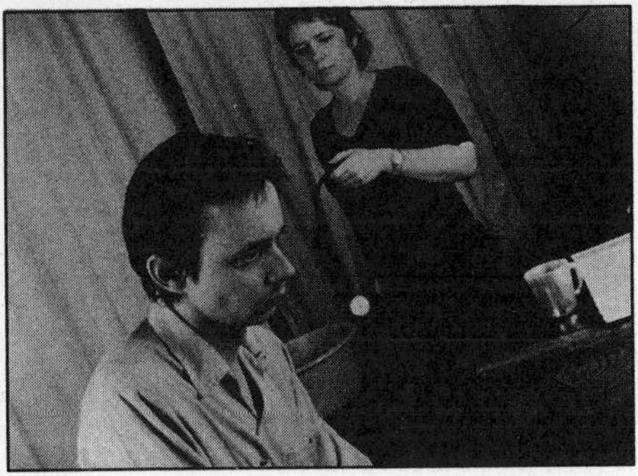

Mit Sheila McLaughlin in **Normalsatz**, 1980

Heft 23, 7,6 x 12,7 cm, 82 Seiten vom 16. Februar bis 14. Mai 1980, **Heft 24**, 9,5 x 15,5 cm, 150 Seiten vom 14. Mai bis 24. Juli 1980, **Heft 25**, 7,6 x 12,7 cm, 84 Seiten vom 25. Juli bis 20. September

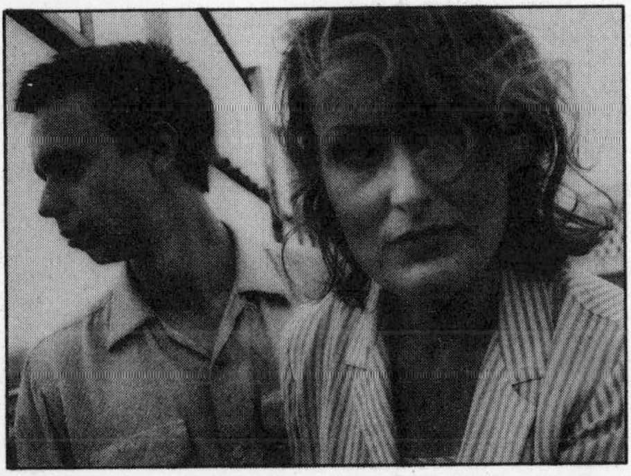

Mit Magdalena Montezuma in **Macumba** von Elfi Mikesch, 1981

1980, **Heft 26**, 9,8 x 15,5 cm, 148 Seiten vom 20. September bis 24. Dezember 1980, **Heft 27**, 7,7 x 12,7 cm, 84 Seiten vom 24. Dezember 1980 bis 22. Januar 1981, **Heft 28**, 7,7 x 12,7 cm, 84 Seiten vom 23. Januar bis 17. Februar 1981, **Heft 29**, 9,7 x 15,5 cm, 148 Seiten vom 18. Februar bis 27. April 1981, **Heft 30**, 10,3 x 16,2 cm, 28 Seiten vom 27. April bis 9. Mai 1981, **Heft 31**, 7,7 x 12,8 cm, 84 Seiten vom 9. Mai bis 3. Juni 1981 (1989 veröffentlicht), **Heft 32**,

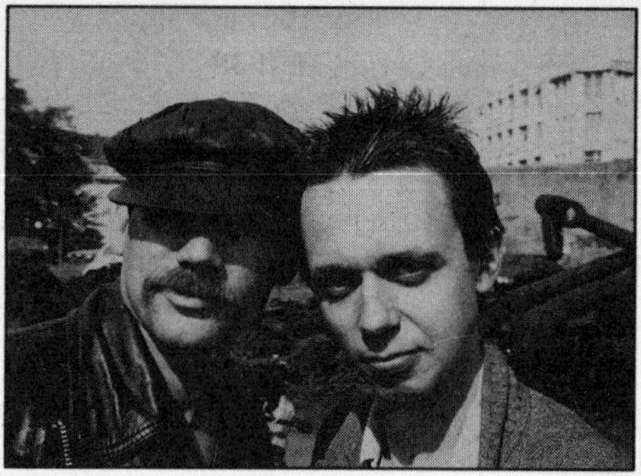

Mit Bernd Broaderup in **Am Arsch der Welt** von Klaus Wyborny, 1981

7,7 x 12,8 cm, 80 Seiten vom 3. bis 29. Juni 1981, **Heft 33**, 7,8 x 12,8 cm, 80 Seiten vom 29. Juni bis 19. August 1981, **Allen weinerlichen Poeten, malenden Neonazis und vor Selbstmitleid triefenden**

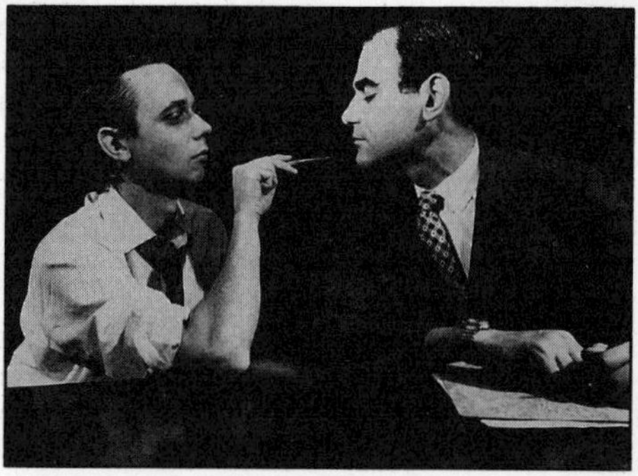

Mit John Erdman in **Committed** von
Sheila McLaughlin und Lynne Tillman, 1983

Filmschaffenden widmet Vincenz Nola im September 1981 in der Buch Handlung Welt, Hamburg, ein Wandbild, Heft 34, 7,7 x 12,7 cm, 84 Seiten vom 20. August bis 10. Oktober 1981, **Heft 35**,

7,7 x 12,7 cm, 84 Seiten vom 11. Oktober bis 21. November 1981, **Heft 36**, 7,7 x 12,7 cm, 84 Seiten vom 21. November bis 31. Dezember 1931, **Heft 37**, 7,6 x 12,7 cm, 84 Seiten vom 1. Januar bis 17. März 1982 (1989 veröffentlicht), **Normalsatz**, 1978-81, 16 mm, 105 Minuten, Uraufführung am 16. 2. 1982 auf dem Internationalen Forum des Jungen Films in Berlin, **Heft 38**, 7,7 x 12,7 cm, 84 Seiten vom 18. März bis 9. Mai 1982, **Pym Films Logo**, Wandbild in der Buch Handlung Welt, Hamburg, Mai 1982, **Heft 39**, 10,4 x 16,8 cm, 72 Seiten vom 10. Mai bis 8. August 1982 (1989 veröffentlicht), **Heft 40**, 9,6 x 15,5 cm, 84 Seiten vom 11. August bis 11. Oktober 1982, **Heft 41**, 9,6 x 15,5 cm, 84 Seiten vom 11. Oktober bis 31. Dezember 1982, **Heft 42**, 9,6 x 15,5 cm, 84 Seiten vom 1. Januar bis 15. Februar 1983, **Heft 43**, 9,7 x 15,5 cm, 80 Seiten vom 16. Februar bis 12. Mai 1983, **Heft 44**, 9,5 x 15,5 cm, 84 Seiten vom 12. Mai bis 22. Juli 1983, **The Basis of Make-Up**, 1974-83, 35 mm, 20 Minuten, Uraufführung am 10. 6. 1983 im Gewerbemuseum in Zürich, **Heft 45**, 10,4 x 16,9 cm, 84 Seiten vom 22. Juli bis 14. September 1983, **Heft 46**, 10,6 x 17 cm, 68 Seiten vom 15. September bis 24. November 1983, **Heft 47**, 9,6 x 15,5 cm, 84 Seiten vom 24. November 1983 bis 22. Januar 1984, **Heft 48**, 7,7 x 12,8 cm, 80 Seiten vom 23. Januar bis 24. Februar 1984, **Heft 49**, 7,7 x 12,8 cm, 84 Seiten vom 25. Februar bis 13. Mai 1984, **Heft 50**, 9,5 x 15,6 cm, 84 Seiten vom 14. Mai bis 15. September 1984, **Heft 51**, 9,5 x 15,6 cm, 84 Seiten vom 16. September 1984 bis 4. Januar 1985, **Heft 52**, 9,6 x 15,6 cm, 84 Seiten vom 5. Januar bis 13. März 1985, **Heft 53**, 10,6 x 17,5 cm, 124 Seiten vom 14. März bis 20. Juli 1985 (1993 veröffentlicht), **Die Basis des Make-Up**, 1979-84, 16 mm, 84 Minuten, Uraufführung am 30. 3. 1985 im Metropolis in Hamburg, **Heft 54**, 9,6 x 15,6 cm, 84 Seiten vom 20. Juli bis 4. Oktober 1985 (1989 veröffentlicht), **Heft 55**, 10,5 x 17,4 cm, 124 Seiten vom 5. Oktober 1985 bis 7. Februar 1986, **Heft 56**, 9,6 x 15,5 cm, 84 Seiten vom 8. Februar bis 20. April 1986, **Heft 57**, 10,5 x 17,5 cm, 124 Seiten vom 20. April bis 31. August 1986, **Ich hätte auch gern einen Körper gehabt**, Ausstellung in der Galerie Eisenbahnstraße, Berlin, 27. Juni bis 2. Juli 1986, **Heft 58**, 9,5 x 15,5 cm, 84 Seiten vom 1. September bis 10. Dezember 1986, **Heft 59**, 9,5 x 10,6 cm, 80 Seiten vom 24. September bis 29. Oktober 1986, **Heft 60**, 9,6 x 15,5 cm, 84 Seiten vom 19. Dezember 1986 bis 26. Januar 1987, **Heft 61**, 9,5 x 15,6 cm, 84 Seiten vom 27. Januar bis 9. Mai 1987, **Heft 62**, 9,5 x 15,5 cm, 80 Seiten vom 10. Mai bis 30. Juni 1987, **Heft 63**, 9,5 x 15,5 cm, 84

Seiten vom 1. Juli bis 23. August 1987, **Heft 64**, 9,6 x 15,5 cm, 146 Seiten vom 24. August bis 31. Dezember 1987, **Die Wiese der Sachen**, 1974-87, 16 mm, 88 Minuten, Uraufführung am 16. 2. 1988 auf der Berlinale, **Heft 65**, 9,6 x 15,5 cm, 148 Seiten vom 1. Januar bis 6. Mai 1988, **Der Untergang der Bismarck**, Ausstellung in der Zwinger Galerie, Berlin, 29. April bis 4. Juni 1988, das angebrannte **Heft 66**, 9,5 x 15,5 cm, 134 Seiten vom 7. Mai bis 3. September 1988, **Die Basis des Make-Up** (140 Zeichnungen) in der Ausstellung BiNationale, Düsseldorf, Boston, Minneapolis, Houston, September 1988 bis November 1989, **Heft 67**, 10,4 x 17,5 cm, 44 Seiten vom 17. bis 31. Oktober 1988, **Seit ich blond bin, färbe ich mir die Haare**, zweiteilige Ausstellung in der Zwinger Galerie, Berlin, und der XPO Galerie, Hamburg, 28. Oktober bis 16. Dezember 1989, **Heft 68**, 10,8 x 17,5 cm, 48 Seiten vom 31. Oktober bis 12. November 1988, **Heft 69**, 8 x 12,8 cm, 68 Seiten vom 12. bis 30. November 1989, **Heft 70**, 16 x 12,9 cm, 30 Seiten vom 30. November bis 12. Dezember 1988, **Heft 71**, 7,9 x 12, 8 cm, 60 Seiten vom 12. bis 31. Dezember 1988, **Heft 72**, 10,5 x 16,5 cm, 52 Seiten vom 5. Januar bis 15. Februar 1989, **Heft 73**, 10,6 x 17,1 cm, 52 Seiten vom 16. Februar bis 31. März 1989, **Heft 74**, 9,6 x 16,5 cm, 48 Seiten vom 1. April bis 7. Mai 1989, **Heft 75**, 8,5 x 13 cm, 152 Seiten vom 7. Mai bis 12. August 1989, **Heft 76**, 10,2 x 14,8 cm, 100 Seiten vom 5. August bis 8. Januar 1990, **Heft 77**, 10,2 x 14,8 cm, 148 Seiten vom 8. Januar bis 27. Juni 1990, **Heft 78**, 11,7 x 18,4 cm, 200 Seiten vom 28. Juni 1990 bis 11. August 1991, **Der Zynische Körper**, 1986-90, 35 mm, 89 Minuten, Uraufführung am 17. 2. 1991 auf dem Internationalen Forum des Jungen Films in Berlin, **Krieg der Augen, Kreuz der Sinne (Skizze)**, Ausstellung in der Galerie Martin Schmitz, Kassel, 1. Februar bis 1. März 1991, **Plakate**, Ausstellung in der Zwinger Galerie, Berlin, 17. bis 26. Februar 1991, **Heft 79**, 8,7 x 15,3 cm, 20 Seiten vom Mai bis Juni 1991, **Die Erschöpfung (Enzyklopädie)**, Ausstellung in der Kunsthalle Bremerhaven, 26. Mai bis 23. Juni 1991, **Heft 80**, 8,4 x 15,2 cm, 20 Seiten vom 17. Juni bis 1. Juli 1991, **Heft 81**, 8,5 x 15,3 cm, 20 Seiten vom 1. bis 11. Juli 1991, **Heft 82**, 8,5 x 15,4 cm, 20 Seiten vom 11. bis 20. Juli 1991, **Heft 83**, 9 x 15,4 cm, 20 Seiten vom 20. bis 31. Juli 1991, **Heft 84**, 8,7 x 15,3 cm, 56 Seiten vom 31. Juli bis 5. September 1991, **Heft 85**, 10,3 x 16,9 cm, 72 Seiten vom 11. August bis 22. Dezember 1991, **Heft 86**, 9,5 x 16,8 cm, 44 Seiten vom 9. September bis 1. Januar 1992, **Heft 87**, 10,2 x 16,9 cm, 52 Seiten vom 1. Januar bis 3.

März 1992, **Heft 88**, 10,2 x 16,8 cm, 60 Seiten vom 5. März bis 29. März 1992, **Heft 89**, 10,3 x 16,9 cm, 76 Seiten vom 1. Januar bis 9. Mai 1992, **Zwei Essays (Filmphotographie/Photographie)**, Ausstellung in der Galerie Fischinger, Stuttgart, 30. Januar bis 29. Fe-

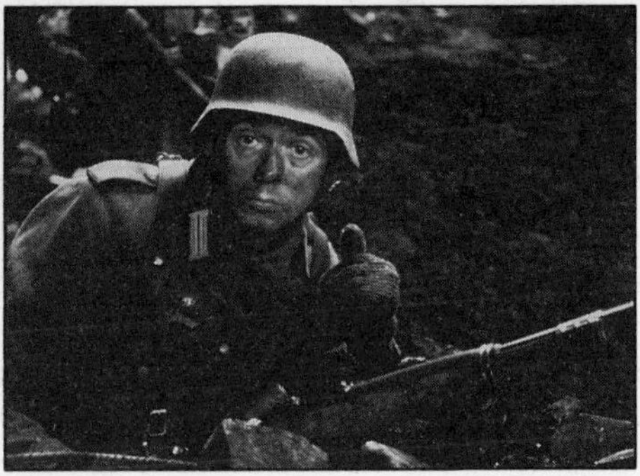

In **Stalingrad** von Joseph Vilsmaier, 1992

bruar 1992, **Heft 90**, 10,3 x 16,9 cm, 72 Seiten vom 9. Mai bis 9. August 1992, **Heft 91**, 10,3 x 17 cm, 52 Seiten vom 22. Juli bis 4. September 1992, **Photographie und jenseits**, Ausstellung im Künstlerhaus Bethanien, Berlin, 3. bis 20. September 1992, **Heft 92**, 10,3 x 17 cm, 52 Seiten vom 5. September bis 19. November 1992, **Heft 93**, 8,9 x 14 cm, 40 Seiten vom 20. Oktober bis 26. November 1992, **Heft 94**, 8,9 x 14 cm, 40 Seiten vom 26. November bis 13. Dezember 1992, **Heft 95**, 8,9 x 14 cm, 40 Seiten vom 14. Dezember 92 bis 10. Januar 1993, **Heft 96**, 12,5 x 7,6 cm, 96 Seiten vom 1. Januar bis 1. März 1993, **Heft 97**, 8,4 x 8,9 cm, 156 Seiten vom 4. bis 25. April 1993, **Heft 98**, 8,7 x 10,3 cm, 104 Seiten vom 10. April bis 26. Juni 1993, **Heft 99**, 8,7 x 10,3 cm, 104 Seiten vom 17. Juni bis 19. August 1993, **Heft 100**, 11,8 x 20 cm, 128 Seiten vom 1. März 1993 bis November 1993, **Seit Freud gesagt hat, der Künstler heile seine Neurose selbst, heilen die Künstler ihre Neurosen selbst**, Ausstellung im Saarländischen Künstlerhaus, Saarbrücken, 28. November 1993 bis 8. Januar 1994 , **Neue Zeichnungen**, Galerie Martin Schmitz, Kassel, 21. Januar bis 28. Februar 1994, **Zeichnungen und Plakate**, Goethe Institut Madrid, Januar/Februar 1994, **Die Basis des Make-Up** (190 Zeichnungen), Hamburger Kunsthalle, April bis Juni 1994.

Legenden

Laurens Straub hat seinen Text zur Ausstellung in Saarbrücken verfaßt. Das Foto von Hanns Zischer auf Seite 10 zeigt Heinz Emigholz vor dem Denkmal *Die Auswanderer* im Bremerhavener Deichvorland. Von Mitgliedern der *German-American Memorial Association* beim Bildhauer Frank Varga in Auftrag gegeben, wurde die Skulptur in Brooklyn in Bronze gegossen, mit der Lufthansa kostenlos nach Deutschland transportiert und 1986 in Bremerhaven auf einem schweren Sockel zwischen Weser und Deich in den weichen Sand gesetzt.

Die zwanzig hier vorübergehend zu zwei Geschichten zusammengestellten Zeichnungen aus der Serie *Die Basis des Make-Up* sind im Sommer 1993 in Hamburg entstanden.

Der Text von Hanns Zischler ist der seiner Rede, die er am 26. Mai 1991 zur Eröffnung der Ausstellung *Die Erschöpfung (Enzyklopädie)* von Heinz Emigholz in der Kunsthalle Bremerhaven gehalten hat.

Heft 53 ist an 129 Tagen zwischen dem 14. März und dem 20. Juli 1985 in Hamburg (71 Tage), New York (44 Tage), Luhmühlen (5 Tage), Osnabrück (4 Tage), München (3 Tage) und Berlin (2 Tage) montiert und beschrieben worden. Die auf den Seiten 37 und 47 in den Fortlauf des Heftes eingefügten Dias wurden 1977 im Hamburger Zippelhaus in dem Raum photographiert, in dem kurz zuvor der Film *Demon* gedreht worden war. Im Blickfeld der Akteure im Hintergrund standen an die Wand geschrieben die jeweils letzten Wörter der Sätze aus

Stéphane Mallarmés Prosagedicht *Le Démon de l'Analogie* und die seiner deutschen und englischen Übersetzungen. Die Extras lauschten dem gesprochenen Text und reagierten auf das Eintreffen der angekündigten Wörter mit einstudierten Bewegungen. Auf dem Marmorbrett über der Dampfheizung eine Nachbildung von Böcklins *Toteninsel*.

Frieda Grafes Text ist, auf blauem Papier gedruckt, zum erstenmal am 5. Juli 1992 als Informationsblatt des Filmmuseums München zu zwei Programmen mit Filmen von Silke Grossmann und Heinz Emigholz erschienen. Das Doppelportrait der beiden auf Seite 66 hat Carola Regnier 1984 bei den Dreharbeiten zum Film *Die Basis des Make-Up* im Hamburger Schopenstehl aufgenommen.

Subtext der zweiten Zeichenserie ist das Zusammentreffen des Raumes im Zippelhaus 6 mit Mallarmés *Démon* und seinem Haus, gemalt von Vuillard, der Balkonbrüstung des *Hôtel Continental* in Tanger, einem Selbstportrait als Cimoyok, dem Grab von Georges Rodenbach auf dem Père Lachaise, dem *Palacio d'Abraxas* von Bofill und, mit Mekonium und Ariélette, ein ebensolcher Slum von Manolo Nuñez-Yanowsky, Schweizer Käse, in die der Hagel Löcher schlägt ...

Bernd Skupins Text ist die 1993 erweiterte Fassung eines im Mai 1991 in der Zeitschrift *Vogue* abgedruckten Artikels. Auf den Seiten 81 und 82 in den Text eingefügt, erscheinen die beiden Seiten aus *Heft 53*, die auf den Seiten 37 und 47 fehlen und dort durch die *Demon*-Dias ersetzt wurden. Das Portrait auf Seite 87 – man kann es in Skupins Arbeiten häufiger entdecken – stammt aus einem medizinischen Lehrbuch, *Herzkrankes Mädchen, 1959*.

I have graven it within the hills and my vengeance upon the dust within the rock

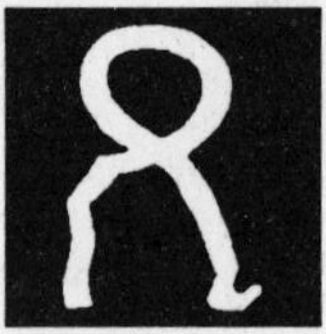